『化粧品科学へのいざない』シリーズ　第1巻

文化・社会と化粧品科学

坂本一民、山下裕司［編］

薬事日報社

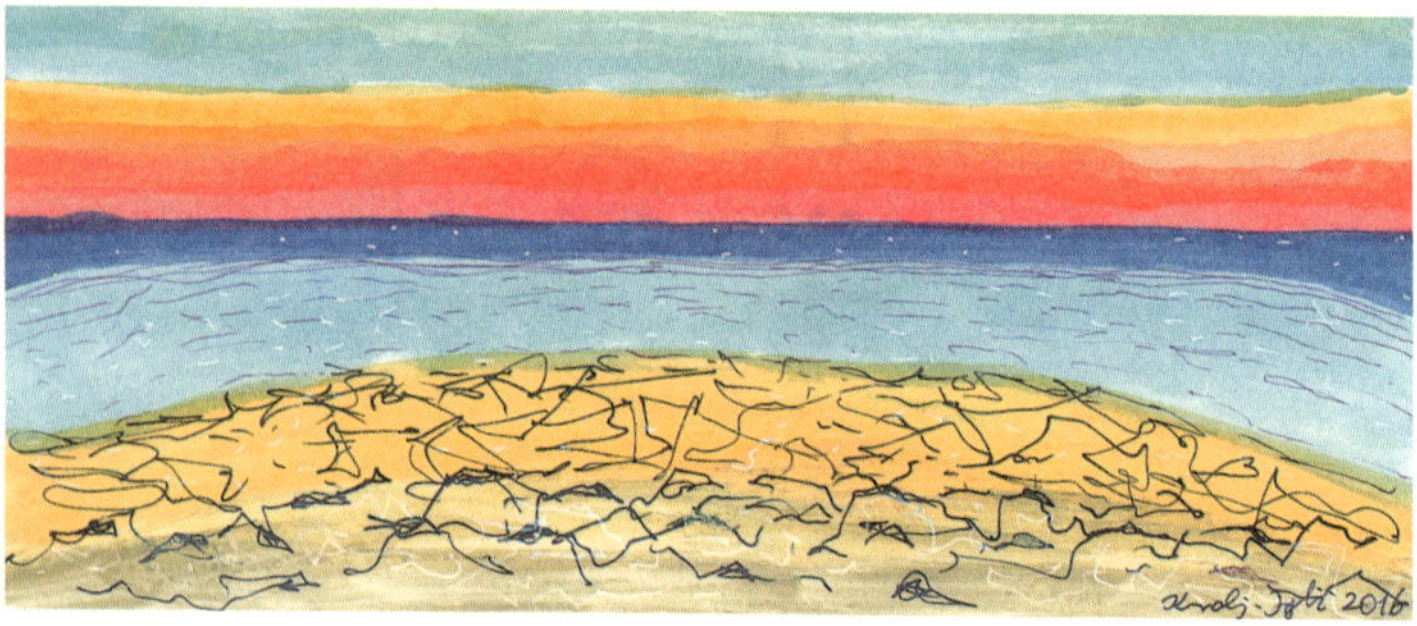

Veronika Kralj-Iglic 2016　縦102mm×横239mm　紙に水彩　（解説は p249）

『化粧品科学へのいざない』シリーズ発刊にあたって

今日、化粧品は日々の生活に欠かせない消費財の一つとして、複雑多様な生活環境や生活パターンの変化の中で、その時々の場面にふさわしくよそおい、つくろうために使われている。したがって化粧品に求められる機能も多様化、高度化しており、それを支える基礎科学や応用技術の進展も著しい。しかしながら、そのような製品開発の要である科学技術の情報を一般消費者にもわかりやすくまとめたものは少ない。一方で、消費者のニーズに応えるべく発信される化粧品の商品情報は、消費者の期待や関心に合わせたキャッチフレーズの先鋭化や羅列に陥りやすい。例えば「界面活性剤や防腐剤を使わない自然化粧品だから安心」のような表現。これは、消費者の購買意欲を誘うための商品の特徴づけを意図しているが、その本質を見誤らせる危険を負っている。乳液のように、もともと混ざらない水と油を均一に分散し、商品として満足できる品質を保つには、天然、合成を問わず界面活性な物質の添加は不可欠であり、牛乳もバターも天然の界面活性剤成分があってこそ成り立っている。また、開封したクリームは指の汚れによる菌の汚染を配慮しないと腐敗の恐れがあり、少量の使い切り商品でない限り防菌・防黴対策は不可欠である。食品であれば塩分濃度の高い保存食という処方もあるが、乳液は塩で分離してしまう。つまり「界面活性」「防腐」といった化粧品製剤の品質を支える機能や、「刺激性」「毒性」「感作性」といった生体である皮膚に対する作用は、それぞれの原料がもつ多面的で異なる性質を分類したものである。したがって「天然物の界面活性剤や防腐剤を使った化粧品だから安心」というのは、堂々と消費者に訴えられる商品訴求メッセージといえる。

消費者が日常的に、長期間、期待の満足感を得るために、自主的に使う化粧品には、間違って使っても問題を起こさないという暗黙の了解がある。また、我が国の消費者は、化粧品の品質や機能の維持に厳しい識別力を持ち、かつそれに対する期待値も高い。このような厳しい審美眼が、世界一といわれる我が国の化粧品を育ててきたともいえる。一方、我が国の化粧品技術者は、消費者に安全で満足感の高い世界一の商品を届けるべく、日本化粧品技術者会、日本香粧品学会など産・官・学の組織を超えた学際による連携と切磋琢磨を続けている。その結果は、化粧品の科学技術オリンピックともいえる国際化粧品技術者会連盟（IFSC）の国際学会（Congress）で、継続して受賞件数世界一を維持してきたことからも明らかである。そこで、化粧品の科学技術に関心を持つ様々な立場の方々に、化粧品を支える科学と技術に関する先端情報を、総合的かつ多面的に提供することをめざして本シリーズを企画した。この構想は、アムステルダムに本拠を置く世界的学術出版社であるElsevier（エルゼビア）社から“Cosmetic Science and Technology：Theoretical Principles and Applications”と題した化粧品の科学と技術に関する総合的な啓蒙書の企画編集を依頼されたことに端を発している。エルゼビア社の出版では、本シリーズの目標とあわせて、世界の化粧品研究への日本の技術者の多大な貢献、ひいてはそれを支える我が国の化粧品産業界の貢献を伝えるべく、多くの国内研究者の方々に執筆をお願いした。加えて、化粧品分野の研究開発の基本を鳥瞰できる英文の学術書であることも踏まえ、日本以外の専門研究者・技術者からの寄稿もあわせて分厚い専門書としての形を整えることが叶い、先般、米国オーランドで開催された第29回ＩＦＳＣＣ大会での見本展示にこぎつけることができた。この企画においては、特に日本の執筆者の方々には化粧品開発にかける思いを存分に書いて頂くことを主眼に執筆をお願いし、多くの著者は日本語でまとめたうえで、意を汲んだ英訳に進めた。

そこで、せっかくの日本語原稿を活かし日本の読者にお届けするべくエルゼビア社と交渉し、同社刊行予定の上記化粧品科学の英文書籍のうち日本からの原稿について、日本国内での別途出版の許諾を得た。あわせて、日本語での出版企画について薬事日報社と協議の結果、以下の通り本企画の合意に至った。そこで、日本語出版においては可能な限り多くの方に手にして頂くために、個人で買いやすくいつでも取り出して気軽に読めるものという、エルゼビア社出版とは別の観点から「化粧品科学へのいざない」のタイトルで5巻のシリーズ形式で出版することとした。各巻のタイトルは下記の通りである。

第1巻　文化・社会と化粧品科学
第2巻　化粧品を支える科学技術
第3巻　肌（皮膚）、毛髪と化粧品科学
第4巻　化粧品の成り立ちと機能
第5巻　化粧品そぞろ歩き

本シリーズの出版にあたり、企画を快諾下さり多くのご支援を頂いた薬事日報社に深く御礼を申し上げます。また、エルゼビア向け原稿を、本シリーズの各巻の主旨に合わせた改稿にご協力いただだいている各章担当の著者各位に御礼申し上げるとともに、編集と各巻の製作にあたられている薬事日報社河辺秀一氏、江草智子氏、関口志織氏、柿下智子氏に御礼申し上げます。

平成28年11月吉日
坂本一民

第1巻のまえがき

坂本一民

本巻は、そもそも化粧品とは何かについて、社会生活を営む人間という存在と化粧との関わりを中心に考えたときの、消費財である化粧品における科学と技術の役割を考えるヒントとなる考察を含んだ情報の提供を、各分野のエキスパートに執筆して頂いた。

第1章は「化粧品科学と社会」の題で、能﨑章輔氏に本巻の主旨を総合的に俯瞰すべく、化粧品と社会的存在としての人間との関わり、我が国における化粧文化の変遷、科学技術視点での日本の化粧品技術の進展、産業としての化粧品業界における科学技術者の役割を中心にまとめて頂いた。

第2章は「化粧心理学」と題し、阿部恒之氏に東西文化の対比の中で、化粧品の歴史を心理学の視点からまとめ、次いでスキンケア、メーキャップ、フレグランスについての心理学を各論的に記述し、最後に化粧行動について心理学的に解説頂いた。

第3章は「化粧品の皮膚科学的応用の利点」と題し、菊地克子氏、田上八朗氏の共著により、皮膚科医の立場からの化粧品の有用性について、化粧品の商品ジャンルごとに解説頂いた。あわせて患者の生活の質（QOL）の向上に資する化粧品の役割についても触れて頂いた。

第4章は「スキンケアサイエンスの進化と今後の発展」と題し、細井純一氏、小山純一氏、尾澤達也氏の共著により、化粧品における皮膚科学の役割について治療治癒を目的とした皮膚科医が扱う対象とは異なる視点で、健常な状態の皮膚を知ることの重要性、そしてスキンケアサイエンスを基盤とする化粧品開発への期待とその将来展望にも触れて頂いた。

第5章は「化粧品の安全性とその評価」と題し、原田房枝氏、増田光輝氏の共著により、化粧品は安全であるという前提で消費者が日常的に用いることから、製品の提供者側に求められる厳しい安全性管理に関して、安全性ということの基本、化粧品の安全性に対する考え方とその保証のあり方、評価法プロセスの概論をまとめて頂いた。

第6章は「化粧品規制」と題し、高橋守氏、坂本一民の共著により、消費財である化粧品の安全性を確保するための行政側の施策としての化粧品規制についてまとめた。今日の国境を越えた商品の流通の中で、規制の国際的統一への努力なども踏まえて、日本と各国・地域の化粧品規制の差異を特に表示と成分にいて項目別に解説した。

第７章は「化粧品の開発と知的財産権」と題し、北野健氏より化粧品に関わる知財権の考え方と必要性、知財権の種類についてまとめて頂いた。特に特許法については、その基本に関する説明とあわせて、コラム形式で具体的な項目のわかりやすい解説も入れ、さらに研究開発において求められる知財権への理解と実務上の心得を提示頂いた。

第1巻　文化・社会と化粧品科学　目次

第1章

化粧品科学と社会

能﨑章輔

1　化粧品科学と社会

1-1　化粧品科学には生物学的視点だけでなく文化的・社会的視点が不可欠

化粧品は現在、身近な消費財として社会に広く浸透しているが、化粧には現代に続く長くて奥の深い歴史がある。そして化粧は一貫して人の社会的な存在感を高めるための具えであり、心の支えであり、拠り所であり続けてきた。

化粧品科学は、社会的な人間を尺度とする応用科学の一分野である。人類が誕生し、身近にある自然の花や木、水や土と戯れながら化粧が行われるようになった。人は社会の習慣となった化粧の意味や価値を改めて考え、問い直した。そして、化粧の思想・哲学が確立された。その後に、自然科学を軸に、社会的倫理観や美意識など合理性を超えた心と感性、心理に関わる科学として化粧品科学が構築されていった。

化粧品科学にとって、客観性を重視した科学的・分析的手法は必要であるが、それだけでは哲学や価値観、美意識、アートの側面が希薄になり、実学としての価値が失われてしまう。現実の社会生活では、客観的な第三者的なクールな視点ではなく、人の温もりが感じられる人間的な視座があって初めて共感が得られる。「人は万物の尺度なり」とはギリシャのプロタゴラスの言葉である。化粧品科学には、学問的な幅広さだけでなく、人間性に深く根差したものが求められる。

化粧品科学が生物学的な人や物理学的な物を対象とするだけにとどまらないのは、化粧品が社会的な人間の健康や性差、女らしさや男らしさ、ファッションにも関わるからである。物としての色素や香料は自然科学の対象であるが、色や匂いは人間の五感、感性、意味、社会的な価値観に関わる世界である。光に色があるのではなく、人間の色覚が色彩を感じ取り、文化的な意味や社会的な価値を認識するのである。

色覚や嗅覚だけでなく、人間の皮膚触覚は大変に鋭敏であり、見た目以上に感触の違いの意味は大きい。化粧品はあらゆる官能の評価に応えることが求められている。皮膚は自然界からの様々な刺激や異物から生体を護る物理的な防御壁であるだけでなく、心理的、感覚的な生体内と外界とのインターフェイスとして、刻々と情報の処理を行っている臓器でもある。化粧品は皮膚を保護し、健やかに保ちながら、人に現実的な存在感を与えるとともに、コミュニケーション力を高める機能をも与えるものである。「肌で感じる」という日本語は、皮膚が持っているこのような機能の本質をよくとらえている表現である。

化粧品科学は顧客に安全性と有用性を保証するための基盤となるものであるが、同時に経済の動向、時代と社会の要請、消費者の嗜好、価値観の変化に対応する柔軟性も求められる。化粧品には流行の変化に対応しながら、顧客の満足感を維持し続けることが求められているのである。

1−2　企業活動に求められるＳＴＳバランスとジェネラリストの感性

太古の昔から、人は身近な自然が与えてくれる産物を化粧の材料（化粧料）として使い楽しんできた。

人は花の色を楽しみ、香りにうっとりとし、粘土の粘りに気づき、赤土や炭の黒さ、白土の存在感、色彩に力強さを感じた。人は自然の中で無心に遊んでいた時代から、好奇心旺盛に身の回りの事物を自分の五感で楽しみ、喜んだ。水遊びの後は肌がさっぱりする、泥遊びをすると肌がすっきりとすることも覚えた。寒い季節になると、食物を食べた後の手や肌に残る脂がかえって心地いいことにも気づいた。人は自然環境の中から化粧料を発見し、感覚の赴くままにペインティングをし、水遊びや泥遊びをした。こうした化粧＝遊びが伝播し、共同体の習俗、伝統となって社会に定着し、それが化粧という文化の原点となり、継承され

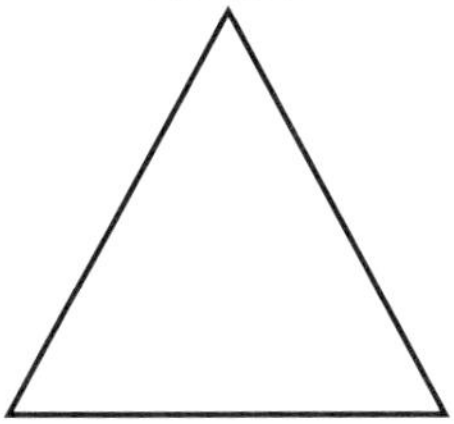

図１　科学の３相

ていった。

人間は社会と文化を形成し、より良い経済と政治、科学技術を求めた。さながら「人民の、人民による、人民の為の……」という要請のように。そのために必要となるのが、基盤となる自然科学、そして人文科学と社会科学であり、科学を学ぼうとする心の持ち様である（図1）。科学と技術の発展には、注意していなければ見過ごしてしまうような、連続した歴史のメッセージや次世代へのプロローグをあらゆる場面で読み取ろうとする、幅広く知を探索する習慣が必要である。

ヒポクラテスの言った「医術の習得は難しいものだが、人の一生はあまりにも短い」は切磋琢磨を促す警句で、化粧品の科学技術にも通じることである。私たちは皆、明日への過渡期である今という時空間、インターフェイスのなかで生きているのである。

現代の化粧品科学者・技術者に求められているのは、科学の

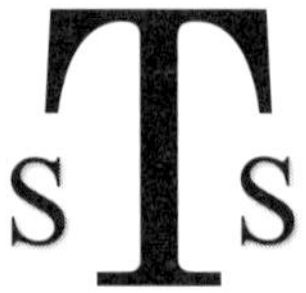

図２　STS バランス

普遍性を尊重しながら、具体的な物としての化粧品と、知と行動を繋ぐことである。個別の学だけに埋没することなく、常に時代と社会の要請の変化を感じ取り、消費者に寄り添い科学を潜ませた社会的な良心（Social Conscience）に従った啓発活動、安全で安心な社会と人間の喜びと楽しみへの貢献が求められている。

現代の企業活動には、高度に進歩し細分化したサイエンスと社会の要請を調整する技である科学・技術・社会（Science-Technology-Society：STS）のバランスをとることが必要である。ＳＴＳは、化粧品という物づくりと、関連するすべての科学分野の知を統合して社会に生かす技術サービスを生む活動であり、それぞれの小さな接点を線にして面に拡大して重なり合せ、成果を確実にする協調活動である。界面化学に倣えば、両者のリエゾン領域の活性化が技術管理の要諦である（図２）。

革の髄のように柔軟でありながら一本芯の通った、社会の受け皿となる美容術と化粧品学（Cosmetology）、そして多面的なサイトが起動できるＳＴＳバランスのあるジェネラリストの感性が、化粧品技術者には要請されているのである。

2　人間と社会の成立と化粧

2−1　化粧はノンバーバル・コミュニケーション力を高める

「一本の葦に過ぎない人間は、自然の中では一番弱いが、考える葦である。」とはパスカルの言である。人間はまず、生物としての弱々しさを克服する必要があった。水と食物を確保するためには、動物たちと競わなければならなかった。人間は弱さを自覚し、厳しい自然環境の中で生き抜くために共同生活を選び、火を操るようになり、住みかの前には夜火を焚いて、動物たちとの間に安全という壁を作って、居住空間の確保に成功した。

ヒトは、ホモ・サピエンスという名のもとに分類される、アフリカ類人猿の一種である。直立二足歩行によってヒトの産道が狭くなり、それに適応して毛皮を脱いだ裸のサル（ヒト）が未熟な状態でこの世に生まれる。新生児の脳は成人の４分の１にも満たない。生後３年間で３倍にもなるが、赤ん坊でいる期間は長く親離れが遅い。ヒトは成長に長い時間がかかるネオテニー（幼形成熟）という運命を背負っている。ネオテニーの場合、生体は成人してからも経験に応じて柔軟に対応する可塑性を持ち続けることができる。長い幼年期と晩熟の一生であると言える。

ヒトの赤ん坊は、まだ目が見えないときから自分の背中で体重を支えることができ、仰向けの姿勢を取ることができる。顔は外界とのインターフェイスであり、泣き笑いの表情や声で感情や意思を表現するようになる。さらに、見られているという意識が生まれて、一方的な表現であったものは相互理解へと移り、ソーシャル・インターフェイスへと進化する。「目は心の鏡」、「目は口程に物を言う」と言われように、顔の表情は非言語コミュニケーション、ボディランゲージの中心になる。

目が見えるようになると、母親の表情を読み取り、自分の表情も豊かになる。単なる生物学的なヒトが、喜怒哀楽の感情と表情、言葉を会得して主体性のある独立した個人になる。周囲とコミュニケーションを重ねながら、共感する心と自制心のある人間に成長する。人間が言語を獲得した後も、顔の本来持っているこの情報伝達力は衰えることがない。

メラビアンの法則によると、人と人との情報伝達は、言葉の抑揚や強弱、顔の表情や体、手の動きなど非言語によるものが93％で、言語（話の内容）によるものはせいぜい7％であ

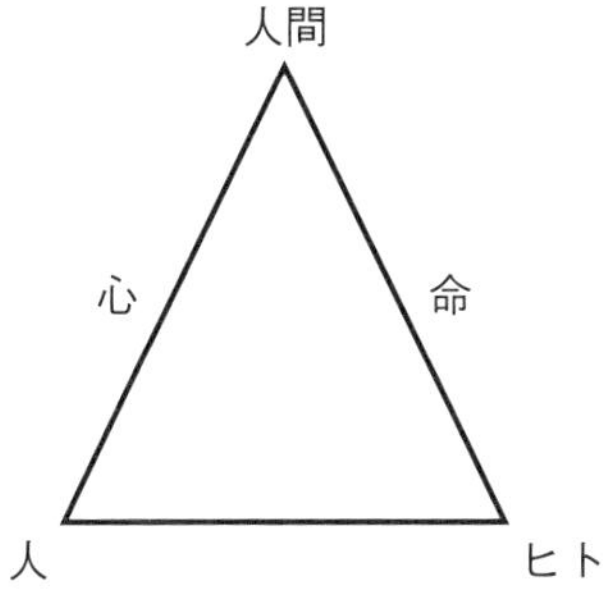

図３　人間の３相

るという。その意味で、化粧をするということは非言語伝達（ノンバーバル・コミュニケーション）をパワーアップさせて、社会的な存在感を高める行為であるとも言える。

2-2 化粧行為は人間の遊び心から発生した

食物を確保するための共同作業と食の自発的な分配行動、さらに未熟な子供たちを集団で育成する共同保育行動が社会形成の芽生えとなった。子供は自然と社会・文化の恵に育まれ、やっと個性ある人、社会的人間に成長していく（図３）。人間は自然とともに生き、社会の中で衣食住の環境を整え、さらに心豊かに暮らすための文化を築いてきた。人間は化粧という遊びに楽しみや喜び以上の意義を見出して、化粧は文化となった。

私たちは、この自然界に他の動物と一線を画す目に見えない透明な壁、すなわち社会という枠組み、環境を作り、多面的で多感な心を表現しながら生きている。社会は公の器であり、文化は社会とともに生きる人々のよりよい生き方、人間活動の成果である。

人間は社会生活の中で、衣食住と化粧の文化を現代に至るまで継承してきた。人間は、身体の形態的な進化と脳の発達が重なったことで初めて、社会と文化を創り出すことができた。ヒトが直立二足歩行に適した骨格を獲得し、動物としては弱々しいが、あらゆることに柔軟に対応できる頭脳を持ったことが、現代文明の起点となっている。

直立したことによって、ヒトの咽喉は長くなり咽頭の位置が下がり、明瞭な声が出せるようになった。脳が発達して言語文法を創り出し、発声を制御して話し言葉を獲得し、言語コミュニケーションが可能になった。毛皮を脱ぎ捨てて裸になったことで、さらに発達した脳を働かせ、現代に繋がる衣食住などのすべてを発見・発明し、この地球上に社会・文化を発展させてきた。

宇宙（Universe）は物質・現象、物事の総体を表現する言葉であり、スペース（Space）は物質が存在し現象が起こる無限の空間としての宇宙を表す。コスモス（Cosmos）は、カオス・混沌（Chaos）に対して秩序整然たる体系としての宇宙を表す概念である。小宇宙（Micro-cosmos）は人間を意味し、大宇宙（Macro-cosmos）の中の小宇宙である人間は弱々しく小さな存在である。大宇宙の中の地球という空間に生かされている人間という現象のすべてが、宇宙の法に委ねられている結果なのである。

一方、ホモ・サピエンス（Homo sapiens）は、知恵のある賢い人を意味する生物学的表現で、この地球上で多彩な才能を発揮している大きな存在、現在の人類を意味する。人間の脳が格別に大きいといっても体重の３％にも満たない重量であるが、そこで消費されているエネルギーは、人間の全消費エネルギーの25％にもなるという。人間は社会的存在として、個の自立と自律とのバランスを制御しながら、多様性を発揮しているのである。

この命名法に倣って人間の多面性と、社会・文化に関する表現がいろいろとされている。遊ぶ人の意ホモ・ルーデンス（Homo ludens）は、生きるためのある本質的な機能を表現した言葉であり、人間の行動の根源は遊びにあるというものだ。遊びにあるのは純粋な楽しさ、純真な喜びだけで他に目的があるわけではないが、遊びが結果的にすべての文化の原点を形作る起点となっているという捉え方である。技術的な人（Homo technics）、社会的な人（Homo socius）という特性が現代文明の基盤となり、経済合理的な人（Homo economicus）、政治的な人（Homo politics）としての実践行動が現代社会を運営している。

ホモ・サピエンスは理性だけの人ではなかった。文化の中に多元的に、純粋な遊びの要素を取り込んでいる。生物として空腹を満たすだけの食から楽しむ食事、味わう食事へ。さらに、天文学が潜んでいるという美食学（Gastronomy）には胃袋の宇宙観などという遊びの表現もある。皮膚に色を塗る遊びの化粧から共通の約束ごととして発達し、それが習俗、社会的な伝統となって、コミュニケーションのツールとして確立した化粧品、美容術、化粧品学（Cosmetology）。この文化をコスモス（調和と秩序）の美を重んずる宇宙観が支えている構造にも通じている。

「遊びは文化よりも古い。文化という概念は、いつでも人間社会がその前提になっている。人間文化は遊びのなかにおいて、遊びとして発生し、展開してきた」と『ホモ・ルーデンス』の著者、ホイジンガは記している。社会の形成そのものも、集団で遊び、戯れる楽しさが原点にあったのであろう。いかに賢いホモ・サピエンスであっても、ただ合理的な目的意識だけで共同生活を始めたとは考えにくい。

共同生活をしている人同士で食を一緒にしたこと（共食）も、楽しかったから習慣になったのであろう。食べる行為は、空腹が満たされて安心する、美味しくて嬉しいとか楽しいとかが原点である。「栄養や健康のために」とは、後知恵である。理にかなったことは、先験的に楽しいものだと直感できる感性が人間には備わっているのかもしれない。

何事によらず、社会的習慣になっていることの起点には、必ず遊びの楽しさがあると思われる。食料の狩猟収集、料理、食材の組み合わせによる新たな料理の創作、食事への参加などはすべて楽しさや喜びが伴う。そうした共食によるコミュニケーションの深まりが食事の決まり事、マナーとなり食の文化を社会に定着させたと考えられる。

化粧も食事と同じ道を歩んできた。身体を飾る楽しさ喜びから始まった化粧が、やがて集団に広まり文化として形成される。人は化粧することによって得られる自己表現力や存在感、コミュニケーション・パワーに気づいた。そして化粧は、人に評価されることの喜びを与え、心の支え、心の拠り所ともなった。化粧の心身に対する有用性を科学は明らかにしているのである。

化粧も料理も国や文化によって特異性があるが、現代のグローバリゼーションの中で影響しあい、新たな時代を迎えつつある。日本の和食文化が西欧の食文化に取り入れられ始めている。すでに絵画の世界では、日本の浮世絵が西欧絵画に影響を与え、逆に西欧絵画が日本古来の日本画に影響を与えたという歴史がある。グローバリゼーションは、双方向性であり異質を許容し、次の発展に導く、新たなバランスを形成するプロセス、文化のインターフェイス活性化現象である。

3 社会と化粧文化の成立

化粧文化が社会に定着した経緯はどのようなものだったろうか。日本においては、国家統一される以前の3世紀後半から6世紀後半頃の「赤化粧」を施した埴輪が古墳から多数見つかっている。3世紀末の『魏志倭人伝』には、中国では「白化粧」であるが、日本の男子は赤化粧と入れ墨をしていると記されている。厳しい自然の中で生活し、自然の神を畏れ敬う古代人にとっての化粧は、神聖な呪術的な意味の象徴、宗教的な心からのものであったのであろう。

6世紀の中頃には中国から仏教が伝来し、白化粧が日本の宮廷で男女の化粧として始まり、これ以降、日本の基本的な化粧として発展した。時代が下がって戦国時代になると、化粧は貴族から新たな支配階級、武士に広がっていった。戦場へ向かう武将たちは、万一戦に負けて首を切られ、さらし首になったとしても恥ずかしくないようにと、死に際のための化粧をして出陣したという。身を清め、心を静め、いさぎよく心を飾るために、覚悟を決めて化粧する、武士の矜持の表れである。

化粧の歴史は全身の彩色化粧から始まり、顔を中心とする部分化粧へと進化していった。

人は自分の顔が持つ表情の情報発信力の強さに改めて気づき、人間のコミュニケーションの大切な具え、手立てとして顔化粧が発展してきたのである。

本来の化粧の意味、化粧する心が求めたものは華美や奢侈的な浪費ではない。ましてや、自己顕示欲を満たすためのものではない。化粧する心は、遊びの楽しさ、喜び、美しさを求めるものであり、人は自らの心を高揚させるために手立てとして化粧を楽しむ。また、社会的なファッション、衣服や装身具の着用も化粧も、すべてに身なりを正すことで心を引き締め、より品性を高めて人と接する慎重さ、思慮分別の嗜みという心の支えの表現が込められているのである。

4　化粧文化と化粧哲学の成立

4－1　西洋化と和の文化の融合で発展した日本の化粧文化

平安時代の中頃、西暦１０００年前後に書かれた清少納言の『枕草子』に、心ときめきするもの「髪あらい、けそうして、香に染みたる衣着たる」とある。当時はしょっちゅう髪を洗えなかった時代で、髪を洗ってさっぱりとし、顔にお化粧をして、香をたき込めた着物を着ると、喜びはずみ期待が膨らんでわくわくすると表現している。宮廷文化の時代にも、既に清潔と化粧と香りは衣装とセットであったこと、おしゃれは楽しいからこそするのだと、その喜びの心情が書き残されている。化粧心の原点の遊び心、喜楽である。

一般の庶民が化粧できるようになるのは、世の中が平和で豊かになったときである。日本では、戦国時代の戦乱が終わり、江戸時代になって町民文化の花が開いてからのことである。人間は、健やかに楽しく生活するための手立てとして、コミュニケーションの具えとして、化粧の意義を健康と美の倫理・哲学として理解しようとした。日本で化粧が庶民生活にまで広がったのは200~300年前の江戸時代。化粧品が科学として取り上げられたのは、日本が国家として西欧に学び科学振興策を進めた150年ほど前、明治時代のことである。

1868年に始まる明治時代は日本の近代化を進めるにあたり、古くからの習わしであっても、これからの時代に相応しくないことは改めると宣言をし、化粧もその対象になった。歯を黒く染める「鉄漿化粧」、自分の眉を剃り落として額の生え際に眉を描き加える「かき眉化粧」という和の化粧法を伝統にこだわることなく、断絶させても西欧化の道を進むという政治決断がなされた。天皇も自ら断髪し、洋風のヘアスタイルになり、皇后も伝統の鉄漿を落とされた。暦法も改められ、西欧に倣って太陽暦を採用するという大改革を行ったことで現代がある。

化粧法が日本古来の伝統文化であっても、先進西欧諸国からはどのように見えるのかが問われた。化粧の持つ非言語の、ノンバーバル・コミュニケーションツールとしての大きな意味合いが改めて問い直されたのである。化粧文化の基本となるのは単なる自己主張ではなく、身だしなみの心、周囲の人々に思いを寄せる優しさ、バランス感覚であると再認識された。国家の政治判断に化粧の心、化粧文化の本質が関わった稀有な事例であった。これ以降、日本の化粧文化は西欧化への道を進むことになった。

4−2　養生訓にみる衛生とケアの哲学

日本には沐浴の習慣が古くからあり、公衆浴場での入浴と米糠の入ったぬか袋を使って体を洗う化粧習慣が定着していた。シュリーマンがトロイア遺跡の発掘の6年前に当たる１８６５年、日本を訪れ、「日本人が世界で一番清潔な国民であることは異論の余地がない。どんなに貧しい人でも少なくとも日に一度は、町の公衆浴場に通う」と記している。

何事も社会の習俗習慣に定着すると、易きに流れる行き過ぎが起こるものである。だから、伝統ある行いの意味を改めて問い直し、あるべき要を思考すべき時が来る。江戸時代、庶民に健康と化粧の考え方をやさしく、わかりやすく具体的に伝える啓発本が出された。それは『養生訓』と『都風俗化粧伝』（みやこふうぞくけわいでん）である。明治から現代に至るまで、健康と化粧文化の起点となっている書である。

1713年に貝原益軒が、84歳で著した養生訓とは、養生の訓（おしえ）の書であり、養生とは生を養うこと、健康に対する心くばりをすることで、薬に頼らない健康法である。都風俗化粧伝は100年後の、1813年に刊行された化粧の女性向け啓発書である。

養生訓には「衛生」という言葉が多用されている。生を衛（まもる）という意味で、内外と身心という、2重のインターフェイスを意識する必要を説いている。「衛生の道はあるが長生きの薬はない、養生の方法はあるが、生まれ持っていない命を、長くする薬はない」と薬依存を戒めている。一方で、「朝の衛生行事」という項では、「歯を磨き、目を洗い、鼻のなかをきれいにし、口をすすぐ」と具体的な手順を解説している。養生とは普段からの注意深い行いが薬や治療に勝るという予防の実践〈Care is better than cure.〉の勧めである。

養生訓は、心の養生と身体の養生をつなぐ心身一如の人間らしい養生を旨として、日々の生活のこころがけの大切さを説いている。その前提にあるのは、天地という自然と、父母との縁を尊ぶ倫理観、姿勢であり、親から授かった「身体髪膚」を疎かにしないことである。

身体を大切に髪や皮膚を健やかに保つことは、親孝行の始まりであるという倫理観である。外からの邪悪を畏れると同時に、内なる我の欲望の爆発を抑え、慎み深く行動することを説き、生存を確かなものにする普段からの用意、嗜みの論である。物事をあらかじめ畏れる主体的な姿勢は必ず前向きな行動につながると、自立と自律のバランス、倫理への道筋を包含した訓えで、自然と対峙して生きる、寿命に限りある人間の、あるべき要の視座である。

身体と心、身命と我欲のバランスをとるときには「深き淵にのぞむが如く、薄き氷をふむが如く」にしなさいと、唯々逃げるのではなく積極的に挑むことが大事であると、現代のリスク管理の要諦に通じることが記されている。養生と衛生の啓発が江戸時代にあったことが、明治時代に西欧からの〈Hygiene〉〈Sanitary〉思想の受け皿となって、日本の衛生的な環境ができた。

4-3　都風俗化粧伝にみる身嗜みの思想

都風俗化粧伝の「都風俗」というのは、和の伝統的な化粧文化を踏まえているという意味と同時に、都会で流行の化粧やファッション情報であるという意味が込められている。「都会の地の婦人は、その顔に応ずる化粧を施し、身恰好に合う衣類を着するがゆえに、醜き女も美しく見えるもの也」と巻頭言に掲げ、都会にだけ美人が多いわけではないと、相対的なバランス感覚のおしゃれを説いて、生まれながらの醜さも乗り越えられると、希望の発信をしている。

そして、化粧の根本は身嗜みを大切にすることが肝要であると強調し、どんなに身体の所作が上手くても、化粧の方法が優れていても普段の身嗜みに欠けるところがあれば台無しであると、具体的な記述がある。「鼻毛がのび、耳の毛がむさむさとしたり、或いは耳垢がたまり、また歯の清め方が悪かったり、口臭がしたり舌に食べ物かすがたまったり、手足の爪がのびたままで、垢がたまったりして爪の先が黒いのが一つでもある時は、あら捜しをする人の目にふれれば、軽蔑され笑われることになる」「これらの身嗜みというものは、その時になって、急にしようと思っても行き届かないところができてしまうので、平生からの嗜みを大切にしたいものである」という考え方を記している。

常日頃からの嗜みには未来に向けて用意するという姿勢が根底にある。「社会人として生きる人間にとっての心身のあるべき要は」という視座である。養生における生存を願う用意と、化粧における社会的な存在感を高める用意によって、自然と社会を結ぶ人間の健康と美が達成されることになる。化粧は独立したおしゃれ行為であるが、美意識を共有する衣装とのバランス感覚、ファッションとの深いつながりを持ちながら現代社会にまで生かされている。

これらの考え方と現代社会の健康観、人生観のとらえ方には何ら矛盾がないことを、世界保健機関（ＷＨＯ）の健康と生活の質（ＱＯＬ）の定義から読み取ることができる。「健康とは身体的、精神的、社会的に良好な状態であることで、単に疾病や虚弱な状態がないだけではない」という定義に基づいて、ＱＯＬは「個人が生活する文化や社会的枠組みを背景とした基準や期待、認識による自分自身の人生に対する評価」である。これは社会的、客観的な健康のとらえ方と、社会人としての主観的な視座のバランスである。

5　日本の科学技術の進歩と化粧品産業の歴史

日本の健康と美容のあるべき要〈Health and Beauty〉の考え方は前述のように江戸期に確立されていたが、化粧品科学が確立するのはずっと後である。

明治に至り、社会的に衛生学が重んじられる時代になり、化粧品が科学的に論じられるようになった。１９００（明治33）年に初めて化粧品にも関係する有害色素の規制が行われた。日本では、毒性があるのではないかと疑問が持たれる物質が、長い間化粧に用いられてきた歴史がある。

古い時代の赤化粧の材料は酸化鉄が主成分である赤土が用いられたが、後になってさらに色が鮮やかで美しい水銀や鉛の化合物である朱丹や鉛丹が用いられるようになった。朱丹は硫化水銀であり、鉛丹は少し黄味のある赤で四三酸化鉛であった。安全性に問題がないのは酸化鉄のみで、彩色化粧用の顔料は毒性物質の歴史でもあった。

日本は隋や唐との交流から白に彩色する化粧法が移入され、奈良から平安時代に白化粧が流行した。そしてこの時代の顔面を真白にする化粧が、和の化粧の基本パターンとなって明治まで受け継がれた。白化粧の材料には米粉なども使われたが、主役になったのは水銀と鉛の化合物、塩化第一水銀と塩基性炭酸鉛（鉛白粉）である。

ピグメント（Pigment）という化学用語を日本では顔料と訳すが、顔料は明治時代まではまさに顔に使う水に溶けない色素、化粧用の粉を意味していた。その粉で顔を飾る化粧を粉飾と表現していたのだが、今では粉飾とは隠し事をすること、粉飾決算等の意味でしか使われなくなった。化粧品が社会、文化と深くかかわり合っている事例である。

1900年の有害色素の規制によって、原則すべての水銀、鉛化合物の顔料は使用禁止になったのであるが、例外的に鉛白粉は１９３５年まで市場に残ることが許された。明治時代から鉛中毒の実害があったにもかかわらず、使用感と化粧映えの良さを理由に、長い使用習慣を新たな安全性基準で即座に禁止できなかった。その後の無鉛白粉の開発と普及を待って、化粧品は安全性を優先するという常識が、35年をかけてやっと歴史的に定着した。

化粧品科学は衛生学とともに安全衛生に寄与しているが、化粧品が対象とする皮膚は非常に反応性に富む免疫反応の最前線の臓器である。皮膚は警告を発する鋭敏な防御壁であるがゆえに生体を護ることができる。安全性の問題は化粧品が存在する限りなくならないという、新たなトラブルが起る可能性が常に潜んでいることを忘れてはならない。

日本の化粧品科学と化粧品産業は明治政府の、近代産業・技術の振興という国策に沿って確立され発展した。国家が取り入れ育成すべき西洋文化や近代産業・技術と化粧品・香料産業が一致していたのである。１８７２年刊の『開物叢説』（かいぶつそうせつ）には「国家を富強にするのであれば化学を仕事とし……経済に志を抱くなら化学を学ばなければならない」と記され、洋書から翻訳された石鹸の製造法が取り上げられている。

化粧品が技術書の中で大きく取り上げられたのは、１８９６年刊の『化学工芸宝鑑』（かがくこうげいほうかん）の中で「化学工芸品」という扱いで化粧品類の項が組まれたときである。1897年には初めての化粧品の技術書『化粧品製造法』が出版され、本の題字は歴史に名を残した勝海舟が書いている。当時の最先端技術としての化粧品科学の重さが思い浮かぶ。1899年には『香粧品製造法』が刊行され、「化粧品・皮膚摂養品・毛髪摂養品」という区分で取り入れられ、現在のスキンケア、ヘアケアに該当する概念ができた。1943年には官庁の農商務省からも『香料及び香粧品』が、2年間のドイツでの研究報告書として刊行されている。

明治時代に国策として東京、大阪、京都で行われた1877年から1903年までの5回の内国博覧会の記録には、紅、白粉、香油、香水類、石鹸、化粧水等が出品されたとの記録がある。明治政府の殖産興業政策は大正時代に継承され、1914年には東京大正博覧会が、1922年には平和記念東京博覧会が上野公園で開かれ、化粧品類が化学工業館の主役になり、化粧品会社がいくつも特設のパビリオンを建てて参加し、博覧会を盛り上げたと記録されている。第1次世界大戦、関東大震災、第2次世界大戦をも克服して発展した、現在の香料・化粧品業界の礎を確かなものにした博覧会であった。このように、科学技術が社会の経済発展に寄与し、さらに技術革新が進むという好循環が生まれるようにするためには、技術者のスタンスの取り方は如何にあるべきかが問われ続ける。

6　科学技術と社会の要請

6－1　企業に問われる正しい説明責任と科学技術とは

化粧品の世界で科学技術が最初に役割を果たしたのは、新しい物を作るということの前に、まず昔から使われてきた化粧品に歯止めをかけること、つまり毒を制することに対してであった。前述のとおり、化粧に使われた美しい色、赤い色にも白色顔料にも安全性の問題が潜んでいたからだ。

そして現代は、消費者から直接、安全性や有効性についての情報が求められる時代となった。化粧品という物づくり技術と化粧品に関する技術情報発信のサービス業務が技術者に求められている。科学情報は企業のマーケティング活動、社会にとって重要であるが、事実を発信するだけでは科学技術の責任は終わらない。一般社会の常識レベルからは、科学はとても難しくわかりにくい。科学者・技術者には社会に理解してもらえるように働きかけるという説明責任がある。顧客に商品を喜んで買っていただくための、マーケティングの一環でもある技術情報サービスは人々から正しく理解されなければならない。

私たちを取り巻く自然環境も絶対安全ということではないと、警告が発せられている時代である。有用性に関しても、健康な皮膚の管理に関しても、いかがわしい言説も含めて、たくさんの情報が巷に溢れている現実がある。

紫外線は皮膚老化を促進する、皮膚がんの危険性が高まるという情報が科学的に事実であっても、その扱い方には慎重さが必要である。この場合の「皮膚老化」とは避けられない生物学的な老化ではないし、すべての人が皮膚がんになるわけでもない。紫外線の暴露量と皮膚のメラニン色素量、人種の差等が絡む問題でもある。一方的に「紫外線は悪である」という暗黙の前提の語り口は、正しい啓発の「語り」ではない。それどころか科学を装って相手を間違った方向へと誘導する「騙り」になってしまう恐れさえある。

紫外線を過度に恐れている人は今や少なくない。最初は悪意でなくとも、サンケア商品を売らんがために必要以上に紫外線の脅威を強調し、怖がらせて売るようなマーケティング手法は科学的に見えながら、実はいかがわしい似非科学になっている。肌を大切に思う気持ちが強ければ強い人ほど脅しに弱く、冷静に判断する余裕もなく、怯えてしまうという行動パターンを見透かした詐欺的手法とも言える。

白人が紫外線の強い土地に移住すれば、皮膚がんの危険性が増すのは当然である。しかし日本人やインド人がヨーロッパの北の国に移住すれば、逆に弱すぎる紫外線でビタミンDの不足が起こり、子供のくる病が誘発される危険性が高まることも明らかである。日本に住んでいる健康な日本人でありながら過度に紫外線を恐れ、紫外線を忌避し過ぎて子供がくる病を発症するという恐れさえ心配される。

ヒトは長い時間をかけて皮膚のメラニン色素量を住んでいる土地の紫外線量に適応させてきた。それが白人、黄色人、黒人の人種差になった。太陽光という自然環境の条件に生体の側が順応する、それぞれの土地に住むヒトが長い年月を経て環境適応した結果である。ところが現代文明はその日のうちに、人が北半球から南半球へ移動することさえ可能にしてしまった。北半球の真冬の気候から、紫外線の強い真夏の気候に急に変化したのでは、生体が適応できなくて当然である。

寒い冬には火が恋しい、日の光が恋しくなる。紫外線は火と同じく、必要ではあるが近づきすぎれば火傷する。紫外線だけが悪役ではなく、距離感の持ち方、文明が作り出した新たな、不都合な状況でもある。「火の用心」は火力の否定ではない、取り扱いの注意である。

科学の語りが騙りにならないためには、相手がどのような立場の人なのか、それはどのような場であるのかという、事前の状況判断が大切である。専門家同士であれば共通の暗黙知を前提としてよいが、一般消費者との間には情報の非対称性が厳然とあり、善意のつもりで発信した情報がとんでもない誤解と行動を誘発してしまう恐れさえある。コミュニケーションそのものにギャップのリスクがあることを、改めて認識する必要がある。

現代は科学的な雰囲気がある説明なら何でも信じられてしまうという、一種の科学信仰のような時代になっている。これを悪用するような騙りには加担せず、正しく理解されるように相手の立場に寄り添い、語りかけることが技術者の社会的な責任であると自覚すべきである。健全な化粧品産業の発展のためには、似非科学的な説明手法には距離を置き、正しくマーケティング支援をする科学技術でなければならない。

6-2　企業・消費者・社会を健全に結ぶマターナル・コミュニケーション

情報格差が存在しなければ平等なコミュニケーションが可能であり、企業と消費者と社会という3つのステークホルダー（利害関係者）の、すべてが満足するコミュニケーションである「三方よし」という関係が成り立つ。この経済取引の基本を図形化したのが、楕円型パターンである（図4）。現代は消費者の権利が拡大している時代であるが、消費者には情報が少ないという現実がある。消費者に対しては情報格差を前提にした、赤子に寄り添う母親の如くに接するマターナル・コミュニケーションが必要である。

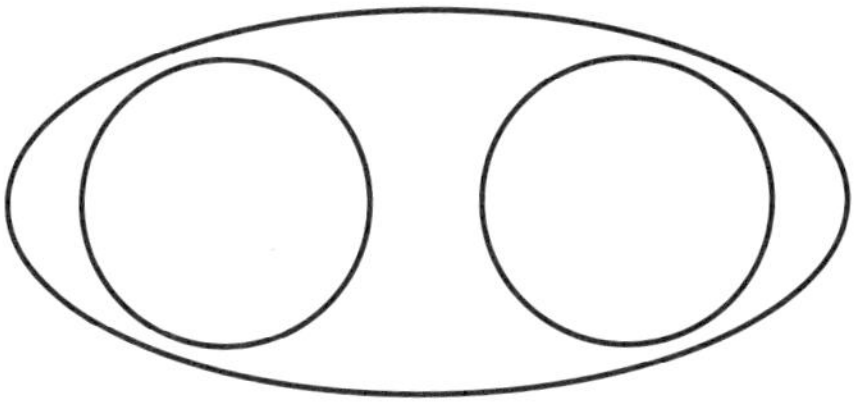

図4　三方よしのコミュニケーション概念図

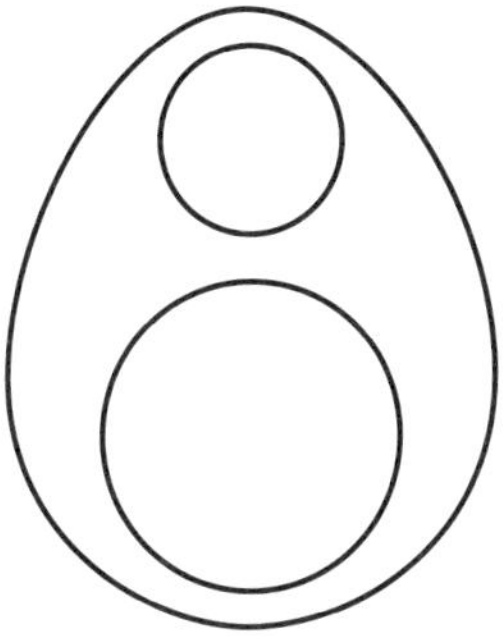

図5　マターナル・コミュニケーション

マターナル・コミュニケーションの形態は卵型のパターンに図形化できる。情報弱者である消費者は小さな円、企業を大きな円で表すと、背景にある社会は卵型になる。赤子を抱擁している母親の俯瞰図にも見える（図5）。技術情報が高度化した現代社会にあっては、企業は消費者の立場に寄り添い、優しく語り掛けるマターナル・コミュニケーションによってやっと「三方よし」の関係が保たれる。これはコミュニケーション・ギャップのリスクを克服するための社会的配慮であり、時代の要請でもある。

化粧品は企業の経済活動を通じて社会に流通するが、消費者の潜在的なニーズと企業側のシーズを繋ぐ科学技術が健全であれば、商品は売れ続け市場は存続する。化粧品産業は顧客のニーズが変化し続けるファッションであって、変化することに意義がある。審美眼や評価基準の移ろいが新たな意味世界をつくり、社会的に新たな価値を形成し続けている。

6―3　トレンドの変化を読み解くソフト・サイエンス

ファッションは理屈の語る世界ではなく、感ずる生活、感覚を通して語り合う共感、感覚言語の世界である。色彩の語り、匂いの語り、触覚の語りすべてが、嗜好、テイストとして統合された世界である。それでは化粧の語りとは何か。ノンバーバル・コミュニケーションの中心である顔の肌、表情筋、眉と目と口、鼻と髪がフェイスランゲージを掌っている。ボディランゲージでは、手の指、爪の動きはひときわ大きな役割をしている。化粧品は顔や手の表情言語を補完、協調して社会的な存在感を高め、楽しみ、喜びを与え心の支えとなる物である。理屈ではない遊びの原点に根底でつながっているのである。

どんなに美しく素敵に見えるものでも、心の豊かさには心理的な飽和現象が起こる。どんなに美味しそうなものでも、お腹がいっぱいになればもう食べられなくなるように、心も満杯になる。もう十分です、もうたくさんですと、ファッション・トレンドから外れていく。もう飽きましたというのは、嫌いになることとは違う。子供にとっての遊びの心と全く同じで、部分変更と優先順位の変更だけのこと、楽しみの循環願望は不変である。

化粧品の技術はこのトレンドの変化に、対応し続けるという責務がある。変化を正しく認識するためにこそ、普遍の自然科学の尺度が柔軟性のある芯になっていることが望ましい。社会も人も変化する。その時々で同じ事でも違って感じるし、意味も価値観も変わっていく。そうした現実を冷静に観察しながら未来を予測する柔軟な科学〈Soft Science〉の視座が必要である。

7　科学技術とマーケティング

7−1　R＆Dとマーケティングは企業マネジメントの芯

企業の中で研究開発（R＆D）に携わる技術者にとって、マーケティングは別次元でも無縁な他部門のことでもなく、R＆Dの前提、企業経営の中心軸である。技術者への企業の要請は売れる商品づくりであり、売れる商品とは顧客を満足させる商品である。消費財である化粧品が売れていることは、顧客満足が持続していることである。それで企業は存続できる。最終的な商品の評価者は顧客である。良い商品とは消費者にとって好い商品であり、長期間・大量に売れる物と言える。

マーケティング部門とR&Dはビジネスを進める上で切り離せない、マネジメントの芯になるべき経営の軸である。健全な経営には文理融合、文系と理系の知恵が補完しあうことが必要で、文理が分離してしまうような管理体制は避けなければならない。組織の管理にも界面科学の知恵が寄与できるのである。

企業の使命感、ビジョンが共有されていれば、ディテールはそれぞれのプロに安心して任せられる組織運営ができる。技術者に求められていることは、科学の世界に閉じこもることではなく、積極的にマーケティングと融合する姿勢を取ってそこに科学の知恵を生かすことである。科学に基づく化粧品〈Science Based Cosmetics〉は、技術の土台あってのことであって、機能性評価、官能評価、さらに文化的・社会的価値の評価を行った上で、マーケティングとの共同作業の成果として、咲かせるべきものである。

そこで、科学技術がマーケティングをどう理解し行動すべきかが問われる。マーケティングとは、マーケット活動、市場を創り市場に働きかけることである。化粧品が社会的に認知されているものであっても、消費者・顧客が選んでくれない、売れない商品を作ったのでは科学技術の無駄遣いである。ピーター・ドラッカーは「意味ある企業目的の定義は顧客の創造である」「マーケティングの目的は販売を不要にすることだ」と明言している。売る努力をする必要がない、ひとりでに売れてしまうような商品の開発を促している。それには顧客を知り尽くさなければならない。科学技術の責任の重さ、技術者のやりがいを鼓舞する定義である。

7−2　科学技術とマーケティングに求められる４Ｐと適時

マーケティングという環境で、何が科学技術の具体的な使命なのか。Ｅ・Ｊ・マッカーシーの言う「マーケティング・ミックス」における４Ｐの整合性を図ることが基本課題である。４Ｐとは製品（Product）・価格（Price）・流通（Place）・販促（Promotion）を英語の４つの頭文字で表したものである。このうち製品と価格は製品開発に直接かかわる、技術的因子が大きな影響力を持っている分野である。流通と販促は市場活動そのものである。

化粧品という常に変化するファッション市場には、大きな流れの変化と、繰り返される小さな流れの変化がある。経済環境の変化、文化環境の変化は、化粧品市場に影響をもたらす大きな流れである。化粧品は高価格の高級品が、高嶺の花のように憧れを持って受け入れられ、やがて普及して大きな市場になる。上から下への流れで、せせらぎがやがて大河になる譬えで、トリクル・ダウンの原則として以前は信じられていた。しかし現在の豊かになった市場では、変化の仕方そのものが変化している。高品質で値ごろ感のある商品がまず普及して、逆流したかのように遅れて高級品の仕様が製品化されるボトム・アップ現象さえある。今では若者ファッションが大人の世界に影響を与えることがごく当たり前になっている。変化し続ける化粧品市場に対応するR&Dの為すべきことは、人目につかずに潜行しながら市場の変化を先取り、先行して準備しておくことである。

変化対応のマーケティングに一番大切なのは時機を失しないこと、適時こそ大事である。遅れだけではなく、早すぎる商品発売も技術の無駄な浪費で、適時ではない。マーケティング施策の決定の時期に先んじて、製品の試作を完了し待機している研究開発の体制があって初めて、R&Dとマーケティングの融合で機先を制する、タイミングの合った共同作業が可能になる。

待機するとは先を見通して機をうかがうことである。未来を準備する時間を持ち、事前に用意することである。事前の準備とは市場の変化の予兆を素早く読み取り対応することである。マーケティングが求める「今」の企画に即応するために、常日頃から明日、明後日の企画に同調できる体制が求められ、未来の企画のための対話からR&Dとマーケティングの共同作業がスタートできる。化粧品の技術者には常に先行すべきソフト・サイエンスの視座が必要である。

企業の製品発売に際しては研究・開発・製造の業務と、関連業務をフォローアップする技術サービス業務が必要である。品質保証のための安全衛生に関する法律等への対応、マーケティング活動と一体となった情報発信、製品発売後の消費者対応などでのサービス業務である。

製品は発売されると経済流通の中で取引されていく。化粧品技術もこの経済の流れに関与している。既に製品開発から製造に至るまでに事前の経済活動がある。すなわち、目に見える形で残らない研究開発の経費、原料や機材の調達などの購買である。消費者の要求に適合した価格を設定するときには、事前の経費と生産コストという技術コストの影響が大である。R&D はマーケティング活動に先行しているからこそ、その前提にマーケティング・ポリシーが生かされていることが必須なのである。良質のものであれば高額であっても好いとは、必ずしも言えない。製品を広く社会に普及させるには、許容コストの限界管理こそ大事である。

価格の適合性が用意できても、市場の拡大にはリスクが並走してくる。慎重に走りながら考え、試しながら、改善しながら拡大する手順が良策であると経験則は教えてくれる。最終目標の市場規模を100とするなら、まず試しに10分の1の規模で仮説の検証、問題点の解決を図り、次いでその3倍規模の市場で規模拡大のリスクの芽を事前に摘み取り、最終目標規模に拡大する手法である。この「10－30－100」の手順は、市場拡大に伴うリスク管理の手法である。

化粧品は科学的な機能以上に、心理的な感覚的価値が重視される製品である。顧客とは単に化粧品を購入してくれる人ではなく、化粧品を利用する人、化粧の手順と効果を愛でる人である。化粧品は社会的なコミュニケーションを媒介する具えであり手段である。この顧客を重視する視座〈Customer Focus〉をマーケティングは貫かなければならない。

科学技術に求められているのは、顧客満足の創出と継続、販売が楽になる自然に売れてしまう商品創りに貢献することである。食品の世界では既に、満腹感も栄養の科学も克服し、料理法の美食学〈Gastronomy〉の世界に到達している。

化粧品の科学技術にこれから求められていくのは物離れした、事を知る技の知恵で、新たな化粧品の差別化〈Unique Selling Proposition〉を提案することである。がん患者に癒しを与えた、アメリカで行われている化粧品の業界団体と行政（ＦＤＡ：米国食品医薬品局）のキャンペーン〈Look Good, Feel Better〉（見栄え好ければ、心も晴れる）のように。

物事をよく理解し、科学技術の柔軟な芯を持ったジェネラリストであり、感性の豊かなソフト・サイエンスの視座を持ったサイエンティストである化粧品技術者に次世代の夢を託することとする。

時は金なり　Time is money.　急がず怠けず着実に追いかけて
先回りして　We are tomorrow's past.　今日を明日に引き渡し
準備は万端　The future is the past in preparation.　用意周到

参考文献

1．裸のサル：デズモンド・モリス，日高敏隆訳，角川文庫（1969）
2．ホモ・ルーデンス：ヨハン・ホイジンガ，高橋英夫訳，中公文庫（1973）
3．シュリーマン旅行記　清国・日本：ハインリッヒ・シュリーマン，石井和子訳，講談社学術文庫（1998）

4．養生訓：貝原益軒，石川謙校訂，岩波文庫（1961）
5．都風俗化粧伝：佐山半七丸，高橋雅夫校註，平凡社東洋文庫（1982）
6．化粧品の歴史―衛生から QOL へ―：能﨑章輔，薬史学会誌，48巻 1 号（2013）
7．化粧ものがたり：高橋雅夫，雄山閣出版（1997）
8．化粧品工業120年の歩み：能﨑章輔編，日本化粧品工業連合会（1995）
9．あなたの医療は安全か？―異業種から学ぶリスクマネジメント―：危機管理システム研究学会，「カスタマーサービス」能﨑章輔，南山堂（2011）

第 2 章

化粧心理学

阿部恒之

化粧行為を対象とした心理学的研究が書籍としてまとめられたのは1985年、グラハムとクリグマンが編んだ、“The psychology of cosmetic treatments (Graham & Kligman)”を嚆矢とする。この書籍の特徴は、化粧を医療の助けとして応用すること、すなわち化粧療法(cosmetic therapy)の可能性を開いたことにある。日本では化粧療法に限らず、化粧の様々な観点に注目した心理学的アプローチが盛んにおこなわれており、1990年代以降、相次いで書籍がまとめられている(資生堂ビューティーサイエンス研究所1993/大坊、神山1996/大坊2001/資生堂ビューティーソリューション開発センター2010)。以下、まずは化粧の歴史を整理する。そしてスキンケア・メーキャップ・フレグランスのカテゴリーに分け、それぞれのカテゴリーで行われた化粧心理学研究の概略をご紹介する。その後、化粧が日常生活において果たしている機能的役割について議論したい。

化粧前史

化粧は人間固有の習慣である。しかし、化粧に類した行動を動物に探すことは難しくない。ゾウリムシは走性を持っており、酸などの有害環境から繊毛運動によって逃れ、その際生じた水流で周囲の有害物質を排除する。これは人間で言えば肌の汚れを洗浄する行為に相当し、洗顔と似た行為である。ゾウリムシですら、スキンケアのような運動をするのである。トキは繁殖期に分泌物を嘴で羽に伸ばし、自らを灰色の婚姻色に染める。これはトキのメーキャップと言えよう。尿などの匂いを通じて行うコミュニケーションは、犬に限らず多くの哺乳類で認められることである。フレグランスによる自己呈示と相通ずるものがある。

但し、これらの行為は自前の器官、あるいはその分泌物を用いており、加工された物を用いる人間の化粧行為とは一線を画す。人は洗顔料を用いて水やお湯で洗顔し、口紅で色を付け、香水で芳香を纏う。すなわち人の化粧とは、動物に広く認められる生存の営為を、化粧品という人工的な「道具」によって機能増強した行為の一環である。たたく力をハンマーで増強したり、自動車で移動速度を高めたりするのと同様である。

化粧品の起源は定かではないが、世界中広範な地域の遺跡から、赤い色のついた遺骨が発見されている（市毛１９９８／Shreeve １９９７）。着色が生前のものか死後のものかは不明であるが、少なくとも二〜三万年前には人体への着色が行われていたことになる。四大文明発祥の地、古代エジプトでは、すでに現代に通じるような多様な化粧品が用いられていた（Strouhal １９９２）。動物性あるいは植物性の油を用いた保湿用の軟膏が広く使われ、第十九王朝（紀元前１２９５〜１１８６年頃）の記録によれば、マッサージオイルが労働者の給料の一部となっていたという。これらはスキンケアアイテムであるが、アイシャドー、アイライン、マスカラなどのメーキャップアイテムも発達し、没薬・乳香などを溶かした軟膏は現代のフレグランスのような用途で用いられていた。孔雀石や方鉛鉱を砕いてアイシャドー用の粉末を作る化粧パレットは、先王朝時代・紀元前3500年前のものが発掘されている（東京国立博物館、NHK、NHKプロモーション2000）。文明発生の黎明期の段階で化粧品の使用が始まり、即座に大きく発展したのである（Forbes 1955）。

化粧の歴史

パケは、『美女の歴史』において、女性の美しさに関する歴史的変化を描き、化粧の歴史についても詳述している（Paquet 1997）。しかし、この書籍で扱われているのは、古代エジプト・ギリシャに始まり、フランスを中心としたヨーロッパの歴史である。ヨーロッパ以外については、巻末の資料編の中で、「よその地域の美」（beautés d'ailleurs）として数編の資料が引用されているのみである。

興味深いことに、日本の化粧史は、ここに描かれている西洋の化粧史ときわめて対比的である。パケの描いた西洋の化粧史と、日本の化粧史（阿部2002a）を比較しながら、化粧の歴史を振り返る。

最初の対比軸は、スキンケアとメーキャップの言語的区別である。パケによれば、古代ギリシャでは化粧に関連する語彙として、コスメティケー・テクネーとコモティケー・テクネーが区別されていた。コスメティケー・テクネーは、宝飾品・衣服・髪形などによって装いを整えること、あるいは衛生や病気の予防法などの身だしなみの技法（l'art de la toilette）である。一方、コモティケー・テクネーは、見せかけでやり過ぎの、虚飾の技法（l'art du fard）である。この区別は古代ローマでも同様であり、体の手入れや無害な化粧品を用いるアルス・オルナトリクス（ars ornatrix）と、有害なものすら利用されるアルス・フカトリクス（ars fucatrix）の区別があった。

古代ギリシャの哲人プラトンは、『ゴルギアス』の中で、「技術」と「慣れ（コツ・迎合）」を峻別し、技術（*τέχνη*　テクネー）は善を、慣れ（*ἐμπειρία*　エンペイリア）は快を求めるものとした。そして、精神の技術として立法・司法を、身体の技術として体育術・医術をあげている。一方、コモティケーは善を求める技術ではなく、快のみを追求する慣れ（コツ・迎合）に過ぎないとして、ソフィストの術・雄弁術・料理術と共に非難の対象としている

表1　『ゴルギアス』における技術と慣れの区別

対象	τέχνη→ἀγαθόν 技術→善 art→good	ἐμπειρία (τριβή , κολακεία)→ἡδύ 慣れ（コツ・迎合）→快 habitude (knack, flattering)→pleasant
精神	νομοθετική 立法術 legislation	σοφιστική ソフィストの術（詭弁術） sophistry
	δικαιοσύνη 司法術 justice	ῥητορική 雄弁術 rhetoric
身体	ἰατρική 医術 medicine	ὀψοποιική 料理術 cookery
	γυμναστική 体育術 gymnastic	κομμωτική 装飾術 self-adornment
Paquet (1997)	*κοσμητική τέχνη** *コスメティケー・テクネー** *ars ornatrix*** *アルス・オルナトリクス***	*κομμωτική τέχνη** *コモティケー・テクネー** *ars fucatrix*** *アルス・フカトリクス***

加来彰俊（1967）の整理を参考に、Lambの英訳（Plato, 1946）から和訳して整理。表中のセルは最上段にギリシャ語を記し、その下に和訳と英訳を添えた。

破線の下は、『ゴルギアス』に記載されていない、*古代ギリシャ**と*古代ローマ****の化粧の区別*（Paquet, 1997）を追記。

(Plato 1946)。

プラトンが主張する技術と慣れの対応関係を表1に記した。古代ギリシャと古代ローマの化粧の区別をこの表1にあてはめると、コスメティケー・テクネーとアルス・オルナトリクスは善を求める技術に、コモティケー・テクネーとアルス・フカトリクスは快を求める慣れに相当すると思われる（表1の最下段に斜字体で挿入）。表1ではパケの用法に従ってコモティケー・テクネーと記したが、プラトンの見解に従えばコモティケーは技術（テクネー）ではなく慣れ（エンペイリア）に過ぎない。コモティケー・テクネーよりも、コモティケー・エンペイリアのほうがふさわしいだろう。
コスメティケー・テクネーとアルス・オルナトリクスは今のスキンケアと、コモティケー・テクネーとアルス・フカトリクスは今のメーキャップと呼応しているように思える（現代のメーキャップは無害であることは当然、それどころか健康に資するものである点については、アルス・フカトリクスとは異なる）。すなわち、西洋の化粧史は、早くからスキンケア的化粧とメーキャップ的化粧を言葉として、概念として区別していたと考えられる。

一方、日本の化粧史では、長らくこの区別は明瞭ではなかった。高橋（1982）によれば、まず、メーキャップを指すであろう「けさう」という語が十世紀（平安時代）に使われはじめ、十一世紀には「心けさう」のように、「けさう」の語は、美しくすること、体裁をよくすることを広く指すようになった。鎌倉時代に入って「けはい」という語が身繕いという意味で使われるようになり、室町時代には「けはいけしやう」という語が現れた。「けはい」が広義化する一方で「けさう」「けしやう」が狭義化し、「けしやう」を「けはい」の一部とみなすようになった。

そして江戸時代（1813）に書かれた『都風俗化粧傳』では、広義の身繕いを「けわい」、今でいうメーキャップを「けしやう」と、明確に区別するに至った。ゆえに、おしゃれの総合指南書である『都風俗化粧傳』という書名は「みやこふうぞくけわいでん」であり、白粉や紅のことを書いた第4章は、「第肆　化粧の部（だいし　けしやうのぶ）」と読み分けられている。このとき、スキンケアは「第七　身嗜の部」において、足の痺れを直す作法などと共に記されており、洗顔料の処方は、「化粧下あらい粉の傳（けしやうしたあらいこのでん）」とされている。スキンケアは、化粧（けしょやう＝メーキャップ）の下、つまりメーキャップの下準備としての名称を与えられており、独立した呼称はない。

明治、大正を経て昭和に至っても、肌の手入れをメーキャップの下準備とする意識は残っていた。化粧下に代わって一般化した基礎化粧という言葉も、「化粧（メーキャップ）の基礎工事」というニュアンスである（阿部２００２b）。しかし、昭和から平成になる頃、スキンケアとメーキャップという用語が定着した。スキンケアはメーキャップの下準備というよりも肌の健康のために行うという意識が優勢になったことを反映すると思われる。この傾向は若年層で先行して、年長世代に波及したものである（阿部２００２a）。こうして日本でも、スキンケアとメーキャップというカタカナ英語を利用して、両者の明瞭な区別がなされるに至った。

二番目に注目する対比軸は、スキンケア化粧品の基本材料である。古代エジプトでは、紫外線による肌の乾燥対策として油が盛んに使われており、有名なツタンカーメンの玉座には、燦々と光る太陽光の下で、妻のアンクスエンアメンが彼に香油をつける姿が描かれている。古代ローマの公衆浴場でも、油を使ったお手入れが行われていた（Paquet １９９７）。以降一貫して、西洋社会では油、そして乳液・クリームをスキンケアの中心に据えてきた。

一方、日本は肉食をしないこと、調理で油を多用しないことから、油の利用頻度が長い間低いままだった。江戸時代に発明された「花の露」「江戸の水」「菊の露」などは、白粉ののりをよくするための化粧水である（「白粉＝メーキャップ＝化粧（けしやう）」の下地であるがゆえに「化粧」水）。明治になって西洋処方の化粧品が入ってきても油分の多い乳液はなかなか普及せず、「栄養化粧水」の名称を用いて普及が試みられている（資生堂１９６４／阿部２００２ｂ）。油分よりも水を好む日本人の嗜好は現在につながっている。２００１年の調査によれば、夜のお手入れで化粧水を使う女性の割合は、パリでは35%、ニューヨークでは32%に留まっているのに対し、日本では98%に達している（阿部２００４）。２０１５年の統計でも、化粧水（１６４４億円）の出荷金額は、乳液（６９５億円）やクリーム（７８３億円）に比べてはるかに多い（経済産業省２０１６）。西洋の油、日本の水。この対比は今も続いているのである。

第三の対比軸は、清潔・衛生志向の違いである。古代エジプトでは、現在使用される化粧品の祖型がほとんど出そろうほどに化粧文化が発達した。古代ローマ市民は公衆浴場で一日を過ごしていた。しかし、キリスト教の普及により、中世が幕を閉じるまで化粧習慣は抑圧を受け続けた。神の与えたもうた身体に人為を加えることとして、キリスト教の教義に反したからである（Paquet 1997）。コレットによれば、化粧のみならず入浴も抑制され、十六世紀にはフランスで「入浴は身体に害である」という説が流布された。毛穴を通じて身体に良くないものが入ってくるというのがその理由である。十八世紀にはこの説はイギリスにも広まり、十九世紀初頭ロンドンの男女の大半は顔と手だけを洗い、身体のほうは何年も洗わないという状況だったという医師の観察記録が残されているという（Collet 1993）。

一方、日本では歴史上一貫して、清潔・衛生を抑制する宗教的圧力はなかった。古代の固有宗教である神道は、体の浄化に心の浄化を重ね合わせる禊の神事を行っていた。六世紀になって伝わった仏教も清潔・衛生を尊ぶ点では神道同様であり、裕福層が庶民に風呂をふるまう施浴を功徳のひとつに数えていた。明治維新前後に来日したドイツの考古学者シュリーマン（1865年来日）、フランスの海軍士官スエンソン（1866年来日）、アメリカの動物学者モース（1877年来日）など、多くの西洋人が日本人の清潔さに注目し、その手記に記録している（シュリーマン1867（1982）／スエンソン1869～70（198

表２　西洋と日本の化粧史の大局的な比較（Abe, 2004より改変）

	西洋	日本
スキンケアとメークの言語的区別	古代ギリシャ・ローマの時代から明瞭に区別	スキンケアをメーキャップの下準備として位置づけ。平成（概ね1990年代）に入ってから区別。
スキンケアの主要素材	油	水
清潔・衛生希求	弱	強

9）／Morse 1917（1929））。

ここまで述べてきた西洋と日本の化粧史の対比的特徴を表2に整理した（Abe 2004）。

以上のように、西洋と日本の化粧史は対比的な特徴を有し、現在もその特徴は残る。しかし、古代の早い時期に、特権階級が特別な場で行うものとして行われていたものが、一般庶民が日常的に行うようになり、その裾野が広がる方向で発展した点は共通している。そして女性が主役の日常習慣になったことも共通している。さらに、服飾のモードが地域性を残しながらも世界化してきたのと同様、化粧習慣はかなりのレベルで均質化しつつあると言えよう。

化粧の心理効果は、地域性に配慮する必要はあるとはいえ、世界的な共通性を前提として検討することができよう。

スキンケアの心理学

朝晩のスキンケアにおいて期待されている心理作用は異なる。図1は、朝晩それぞれのスキンケアに何を望むかについて、一対比較法による選択を求めた結果である（阿部2001／2002a）。朝は「すっきりさわやか」「ひんやり冷たい」「スピード重視」が好まれている。「しっとり」か「さらさら」かについては、若干「さらさら」が優勢だが、ほぼ同等である。一方夜のスキンケアは、「ゆったり落ち着いた」「しっとり」「ほんのり温かい」「安らぎ重視」が好まれている。朝は賦活的、夜は鎮静的な作用が期待される習慣だと思われる。

スキンケアの一種に、施術者が行う美容マッサージがある。マッサージ自体は有史以前から続く伝統的な治療方法であるが、二十世紀の終わりにその価値が再認識され、実験的な検証がなされるようになってきた（Field 1998）。たとえば、マッサージ療法によってコルチゾールが低下し、セロトニンとドーパミンが増大する（Field, Hernandez-Reif, Diego, Schanberg & Kuhn 2005）。

ウヴネース＝モベリは、「安らぎと結びつきのシステム（calm and connection system）」

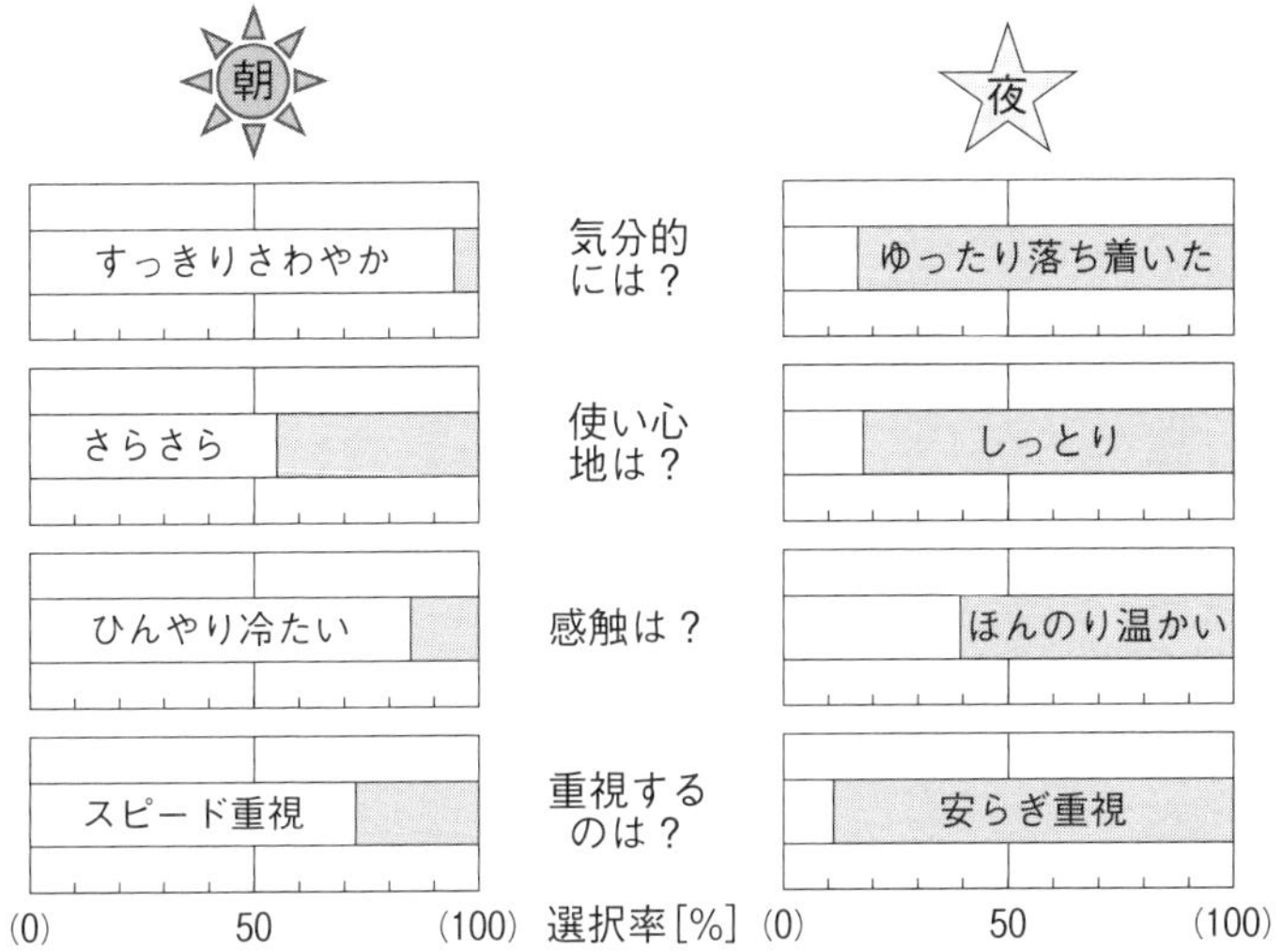

図１　朝晩、それぞれのスキンケアへの期待（阿部2002ａより改変）
無作為抽出した日本全国の15～70歳の女性500名に対する郵送調査。1999年実施。有効回答数371名。

を賦活する手段としてマッサージの重要性を強調している（２００３）。安らぎと結びつきのシステムとは、交感神経－副腎髄質系（sympatho-adrenal medullary axis）及びＨＰＡ系（hypothalamo-pituitary-adrenocortical axis）の賦活による「闘争－逃走とストレス反応（fight-flight and stress response）」に拮抗する作用を担う生理システムのことである（Uvnäs-Moberg, Arn & Magnusson ２００５）。闘争－逃走とストレス反応が危機への対処であって、その主役がカテコールアミンとコルチゾールであるのに対し、安らぎと結びつきのシステムは成長に寄与するシステムであり、その主役はオキシトシンであるという。ウヴネース＝モベリが挙げているマッサージの効果は次の3点である（Uvnäs-Moberg 2003）。ⓐ大人がマッサージを受けると血圧・心拍数・ストレスホルモン値が低下し、健康増進に寄与する。ⓑ子供の場合、落ち着きが増し、対人的に成熟し、攻撃性が低下し、体の不調を訴えることもすくなくなる。ⓒ優しく包み込むようなマッサージを受けると、早産児の体重増加ペースが速くなる。

美容技術者によって行われる美容マッサージにも同様の効果があり、交感神経－副腎髄質系、並びにHPA系の鎮静作用を有する。その変化を時系列的に観察すると、単純な鎮静化ではなく、連続的な鎮静化の後に、若干の再賦活が認められる。図2は、ボディーの美容マッサージを行った実験条件と、同一姿勢で何も行わなかった統制条件の心拍率の変化の比較である（阿部2001／2002a）。統制条件ではうつ伏せから仰向けへの姿勢の切り替え時に、その運動に伴う心拍率の増大があるが、実験条件では一貫して心拍率が低下し、施術の最後で若干増大する、平仮名の「し」の字のような変化が認められる。

最後のわずかな再賦活は、冷たい収斂化粧水によるパッティング（図2におけるリフレッシュの施術）と施術者がリードする屈伸運動（図2における覚醒の施術）によってもたらさ

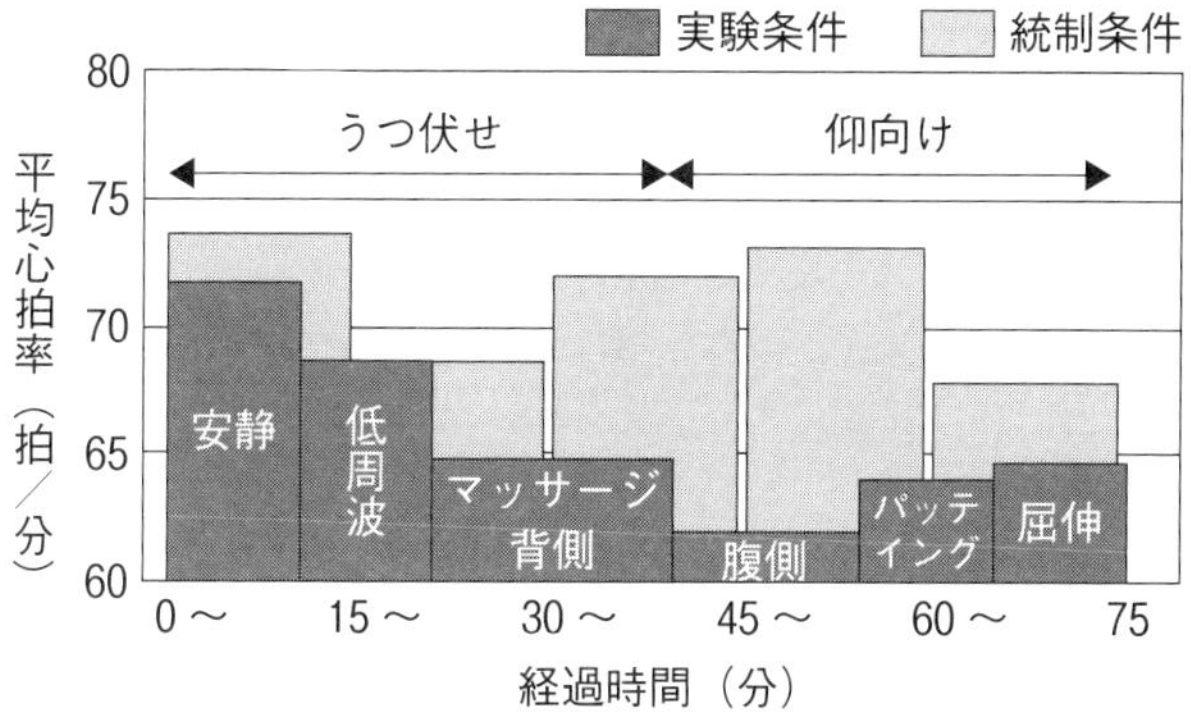

図２　エステティック施術（ボディー）による心拍率の変化（阿部2002ａより改変）

れている。代表的なリラクセーショントレーニングである自律訓練法の最後に行われる消去動作（canceling）と同様に、深いリラクセーションから日常活動に復帰・移行するためのリフレッシュの過程である。図２の実験では、消去動作様の作用を狙って、あえてリフレッシュと覚醒の施術を組み入れているが、以前から類似の施術を取り入れていた経験豊富な施術者もいた。実験によって、経験知を形式知として明瞭化し、施術の開発に生かした事例である。

図３は、男性が理容室で行う散髪・髭剃りに顔のマッサージを取り入れた施術時の心拍率と唾液中コルチゾールの変化である（阿部１９９８／２００２ａ）。交感神経－副腎髄質系の指標である心拍率のみならず、ＨＰＡ系の指標であるコルチゾールも「し」の字型の変化を示している。この「リラック

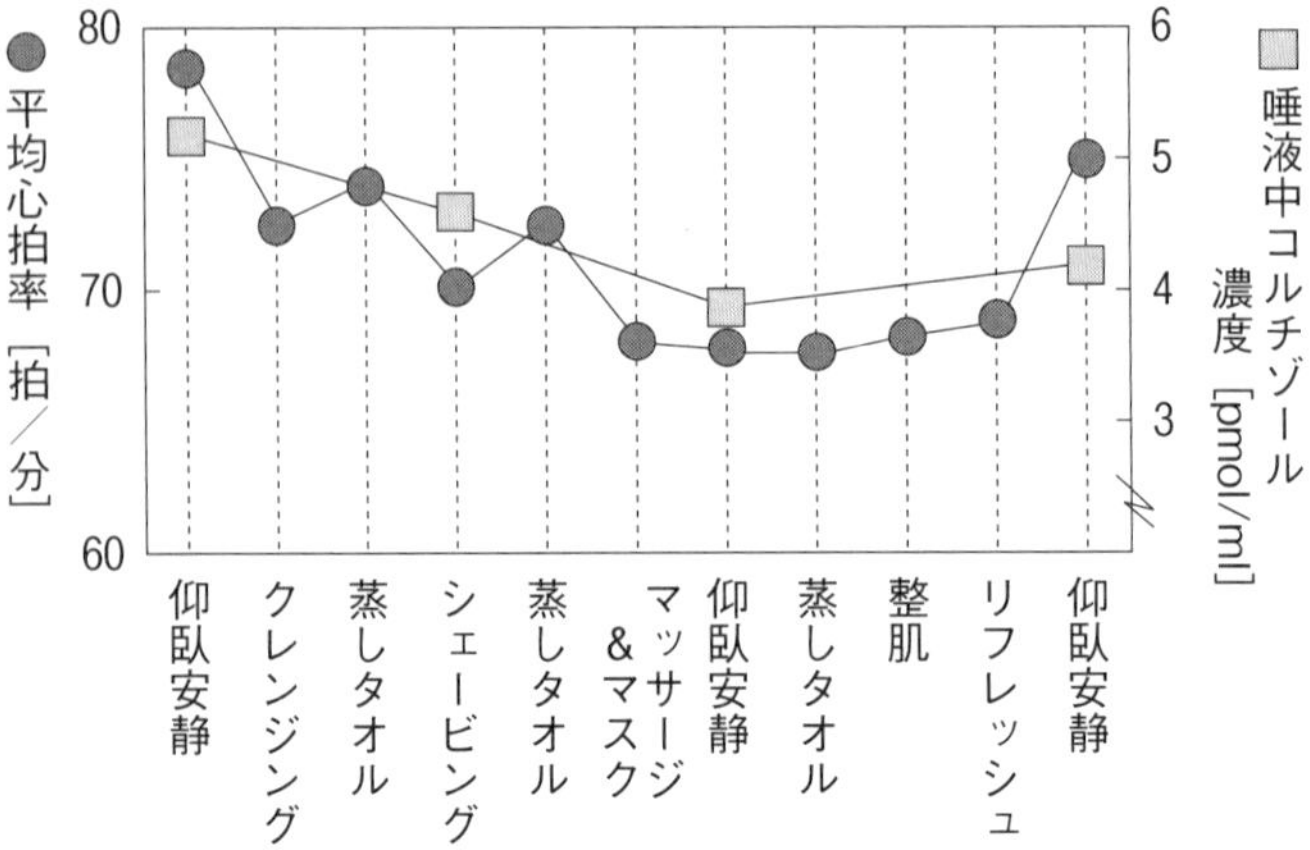

図３　理容室エステにおける心拍率の変化（阿部1998より改変）

スとリフレッシュのカーブ」（Abe２００４）を描く交感神経－副腎髄質系・HPA系の鎮静過程は、美容マッサージの作用の特徴である。

　美容マッサージは、生理反応のみならず、特徴的な主観的変化を伴う。安らぎ感と眠気の増大は同じ姿勢で横たわる統制条件においても同様に生じるが、美容マッサージ条件のみにおいて緊張感の低下と快適感の増大が認められた（阿部１９９０）。つまり、横になればそれだけで安らいで眠くなるが、緊張感が低下して快適になるのが、美容マッサージ特有の主観的効果である。しかし、このような主観的変化・感情経験（emotional experience）は、生理的鎮静化をもたらす原因となっているのではなく、マッサージによる触刺激が、感情経験と生理反応という2つの結果を同時にもたらしていることを示唆する研究がある。土屋・中山（１９８７）は、麻酔下のマウスを対象に、交感神経副腎枝の活動を記録した。その結果、ピンチでつねると交感神経副腎枝の発火が促進され、逆にブラシで優しく撫でると抑制された。この実験結果は、刺激が感覚として意識化されなくとも、美容マッサージと同様の交感神経－副腎髄質系の鎮静化がもたらされることを示唆する。マウスの有毛部位の皮膚感覚を伝えるＣ線維には、優しく撫でた時に活性化するＭＲＧＰＲＢ４ニューロンと、ピンチで侵襲した時に活性化するＭＲＧＰＲＤニューロンが存在することを踏まえると（Vrontou, Wong, Rau, Koerber & Anderson ２０１３）、美容マッサージは、固有の神経基盤を介してその刺激を視床下部に伝え、交感神経－副腎髄質系・ＨＰＡ系を調整し、リラックスとリフレッシュのカーブを描く生理的な変化をもたらすとともに、好ましい感情経験をもたらしていると考えられる。このとき、安らぎと結びつきのシステムも協調的に作用しているだろう。

以上においては施術者による美容マッサージを取り上げたが、セルフマッサージにおいては初期状態の違いによって異なる効果が得られている。初期状態が弛緩していた者はセルフマッサージによって緊張方向に、緊張していた者は弛緩方向に変化する（互、両角、吉田１９９１）。マッサージを伴わない日常的なスキンケアの場合、美容マッサージほどに顕著な変化はないが、専用のオーデコロンを嗅いで深く呼吸する、手掌で顔を覆うように保湿液をつける、ひんやりとしたアイマスクを使うなどの工夫により、リラックスとリフレッシュのカーブがもたらされる（阿部２００２ａ）。

なお、施術者による美容マッサージやセルフマッサージでは、指のあたりを柔らかにするマッサージクリームが使われており、これがマッサージを一層心地よいものにしている。化粧品の使い心地は、化粧品開発において重要な検討事項である。化粧水の場合、塗布中にはべたつき、ぬめりの2因子、塗布後の肌に触れて感じるべたつき、柔らかさ、さらさらの3因子、総合印象としての快適感、さっぱり感の2因子で構成されている（霜田、阿部１９９３）。スキンケアの心理・生理学的作用という化粧行為の理解のみならず、化粧品開発の視点からも、心理学は重要な貢献を果たし得る。

メーキャップの心理学

他人から見える身体部位の疾患や外傷が、心理社会的な問題を生ずることがある。この可視的な疾患や外傷を disfigurement と称して研究が行われてきたが、そこに含まれる否定的なニュアンスを避けて、visible difference、すなわち可視的な（容貌の）差異と呼称することが提唱されている（Rumsey & Harcourt ２００５）。可視的な差異が問題とされるのは、特に頭頸部に現れる場合であり、皮膚の変色、脱色、頭蓋骨の変形など多種多様な様態が見られ、その原因も先天性・後天性の両方がある（松本２００８）。つまり、原因は何であれ、頭頸部すなわちメーキャップの対象となる部位における、色彩・形状の差異が問題となる。化粧療法は、化粧、特にメーキャップを用いてこの差異を小さくし、心理社会的な負担を減少させるための有力な手段である。たとえば、顔面神経麻痺になると、顔の左右が非対称となり、可視的な差異が生ずる。それを原因として患者に心理的負担を生じ、引きこもりがちになるなどの心理社会的問題を生じることがある。顔面神経麻痺の患者さんに、対称性をもたらすメーキャップテクニックを習得してもらったところ、１・５～２・５ヶ月後には向社会的な方向に態度が好転した（Kanzaki, Ohshiro & Abe １９９８）。イギリスにおける可視的な（容貌の）差異の発生率・約０・９％（Martin, Meltzer & Elliot １９８８／松本２００８）を人口１億人にあてはめると９０万人である。化粧療法の果たす役割は大きい。

化粧療法の研究は、前述のようにグラハムとクリグマン（１９８５）によって口火が切られた。しかし化粧療法という用語を最初に用いたのは、１９７０年にドイツ語で著されたハイの論文“*Dekorative Behandlung* beim Naevus flammeus（火炎状母斑の化粧療法）”であると思われる（Hey １９７０）。日本でも１９７０年には化粧品メーカーが主体となって化粧の医療的応用研究が開始されている（宇山、阿部１９９８）。野澤、沢崎（２００６）によれば、１９９６年以降には研究数が増加し、顔面神経麻痺や口唇裂口蓋裂など形状の差異に対する研究は30件、白斑などの色彩的差異に対するものは14件あるという（２００５年10月2日時点）。現在、医療と美容業界の協力による取り組みが盛んに行われている。米国では癌の治療過程における容貌変化への支援（Look good feel better）が行われている（Williams, O'Sullivan, Snodgrass & Love １９９５）し、フランスでは高度な教育を受け、国家認定資格を有するソシオ・エステティシャン（socio-estheticienne：社会的美容師）が医療の現場で活躍している（ＣＯＤＥＳ２０１３、野澤２００４）。化粧療法は、今や多くの地域で実用化され珍しいものではなくなった。しかし、さらなる発展のためには、実績を積み上げるのみならず、症状や個性に即したプログラムを確立するための基礎的な研究が求められる。

さて、このような目に見える差異を縮小する化粧療法は、メーキャップが容貌操作可能であるということを前提としている。化粧療法に限らず、一般的なメーキャップにおいても、この前提は共通している。容貌を構成する要素を色と形に大別した時、色の操作、たとえばチークで健康的な血色を表現したり、コンシーラーであざを隠したりすることは比較的容易である。しかし特殊メークでない限り、形、たとえば目鼻口などの大きさや位置を直接変更することはできない。ならば、メーキャップによる形の操作は、錯視などの知覚心理学的な手法を利用していることが推測される。この観点から、メーキャップは知覚心理学の研究対象ともなる。

錯視の研究は知覚心理学の主要テーマの一つである。数多の錯視のうち、エビングハウス錯視やボールドウィン錯視は、対象図形の周囲に大きな図形が配置されると対象図形が小さく見え、小さな図形を配置すると対象図形が大きく見えるという錯視現象であり、対比の効果によるものと考えられている。対象となる円の外に、より大きな同心円を描き加えた場合も、大きさの差が顕著なときは対比によって対象の円が小さく見える。しかし、その差がわずかな場合は、逆に大きく見える。これはデルブーフ錯視と呼ばれる現象であり、外周の一回り大きい同心円への同化によって過大視が生じるためと考えられている。

森川、藤井（２００９）は、コンピュータグラフィックスで描かれた顔のイラスト上にアイラインとアイシャドーを加え、これらのメーキャップが目の大きさ知覚（見かけの大きさ）に及ぼす影響を調整法によって検討した。その結果、アイラインは目の面積を最大15％拡大して見せる効果があった。森川（２０１２）は、このアイラインの効果は、アイラインを外

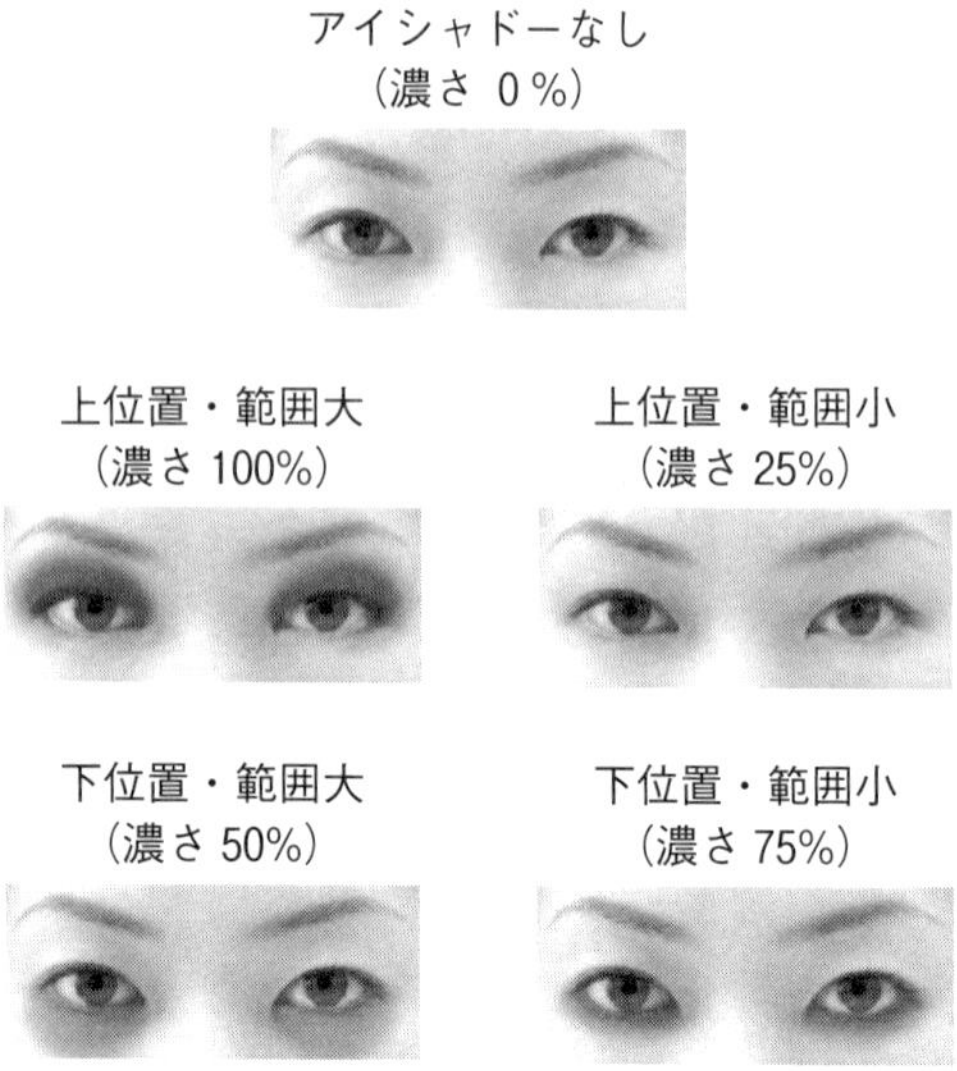

図４　目の奥行と大きさの判断実験に用いた刺激の例（阿部・佐藤・遠藤（2009）より改変）

周とするデルブーフ錯視によるものであり、二重まぶたで目が大きく見えるのも同様の現象だと指摘している。

この森川、藤井（２００９）の実験では、アイシャドーは目の大きさ知覚に影響がなかった。しかし、阿部、佐藤、遠藤（２００９）は、アイシャドーの位置・範囲・濃さを操作し、目の奥行と大きさについて一対比較法による判断を求めた結果、アイシャドーが目を大きく見せる効果があることを示した。刺激の例を図４に、実験結果を図５に示す。アイシャドーの濃さと目の奥行き感は比例し、特に目の上部（上まぶた）

につけられた時にその変化が顕著である。目の大きさについても濃さと比例するが、目の下部（下まぶた）に大きい範囲でつけられた時には変化がない。この結果のうち、上まぶたのアイシャドーに注目すると、目の奥行感と大きさは、ともにアイシャドーの濃さに比例しているのみならず、奥行き感が大きさ知覚に影響していることが統計的に確認された。この結果は、距離の錯視に基づく大きさの錯視として理解できる。つまり、ⓐ上まぶたのアイシャドーは文字通り影として認識され、頭上からの照明仮定（overhead illumination hypothesis）によって目が奥まって（知覚者から遠ざかって）見える、ⓑ網膜上で同じ大きさの対象は、恒常性尺度（constancy scaling）によって遠く知覚されたものほど大きく見える――ということである。

しかし、この説明を下まぶたのアイシャドーに適用すると、逆に目が飛び出したように（近く）見えて、目は小さく知覚されるはずである。しかし実際には、下まぶたのアイシャドーも、濃くなるほどに若干ながら奥行き感が増大し（ただし尺度値は上まぶたの半分以下）、その範囲が小さい場合は大きさ知覚も増大する。しかし範囲が大きい場合、大きさ知覚は変化しない。

人体を刺激対象として生じる錯覚は不自然に見えないような現実的制約の範囲内で生じ、幾何学的な図形で生じる錯覚よりも錯視量は小さい。但し、錯視量は小さくても大きな印象

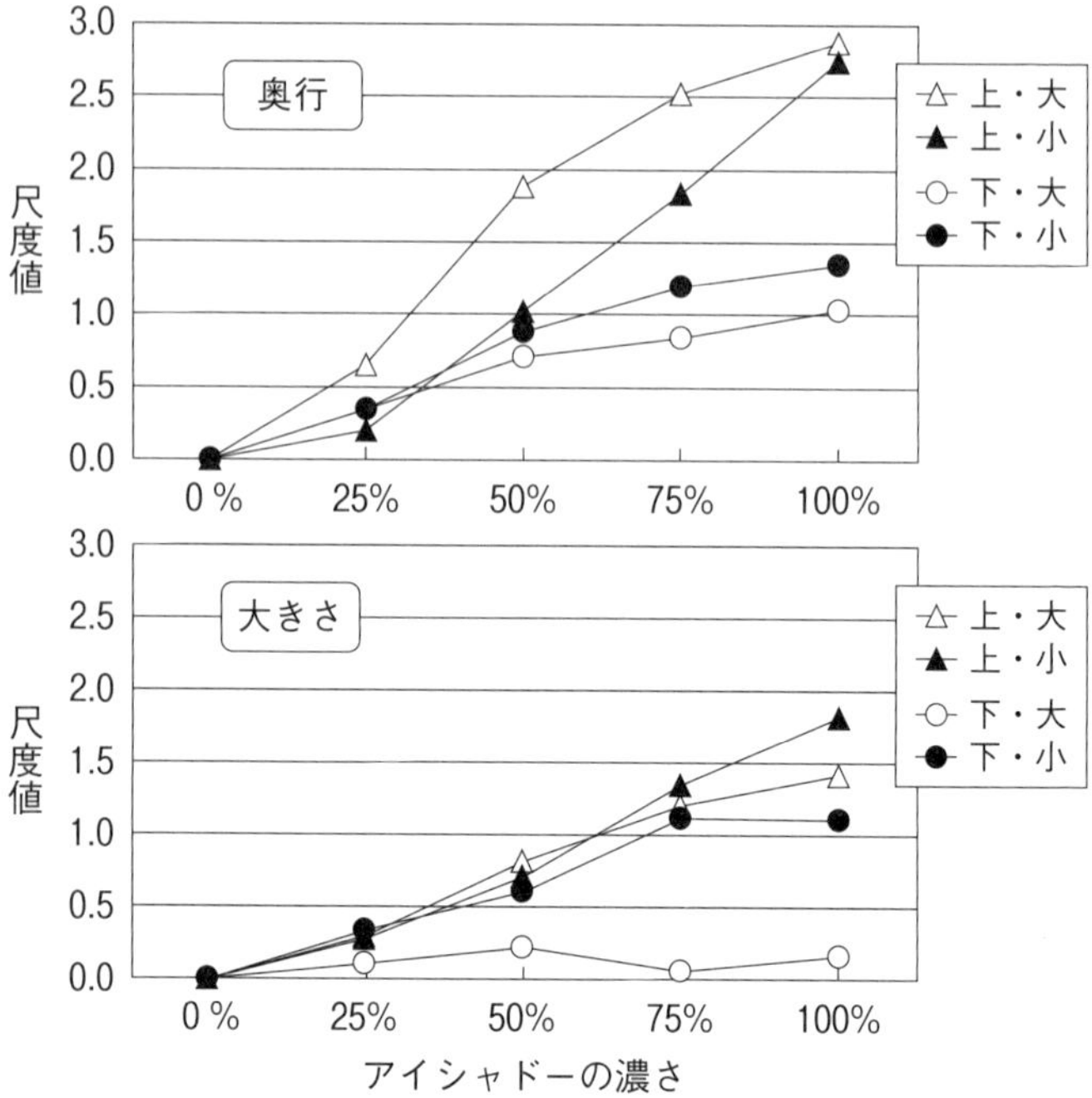

図５　目の奥行と大きさ判断実験に用いた刺激の例（阿部、佐藤、遠藤（2009）より改変）

凡例の「上」は位置上、「下」は位置下、「大」は範囲大、「小」は範囲小を示す。尺度値は Thurstone のケースＶ。

変化をもたらす。森川（２０１２）はこのような人体を対象としたときの特有の錯覚現象を biological illusion（生物学的錯覚）と呼んでいる。メーキャップは、生物学的錯覚の代表例であろう。そして図５における下まぶたのアイシャドーの結果は、目が飛び出して下まぶたに影をつくるようなことはないという現実的制約が作用したことを考慮する必要があり、この実験のみではアイシャドーの効果の機序は確定できない。

このように、目を大きく見せるメーキャップ技術ひとつとっても、多様な錯視が関与していることが推測される。しかし、メーキャップ技術の開発・普及は、メーキャップ技術者の熟練による暗黙知に依存しており、錯視の知見を意図的に活用することはほとんどなかった。知覚心理学は、この暗黙知を形式知とすることで、メーキャップ技術の発展に貢献できる。

顔だちマップ（Facial Features Map）[註1]は、メーキャップの暗黙知を形式知に変換した知覚心理学の成果の一つである。メーキャップでクールな印象になりたいとき、実際に眉をどう描くか、チークをどう入れたらよいか、こういった具体的なハウツーが必要となる。このハウツーは、顔の形態的特徴と印象の対応関係を明らかにすることによって、はじめて明示的な形式知となる（図6）。

註1　顔だちマップは資生堂の特許である（JPN：P3529954, USA：US6091836, EU：EP0828230, China：ZL97117584.5, Korea：KR342787, Taiwan：TW097793）。

高野らは、顔の類似性判断の結果を多次元尺度構成法によって分析し、2次元解を得た（Takano, Abe & Kobayashi 1997）。この2次元解をXY座標としたとき、X軸は、顔

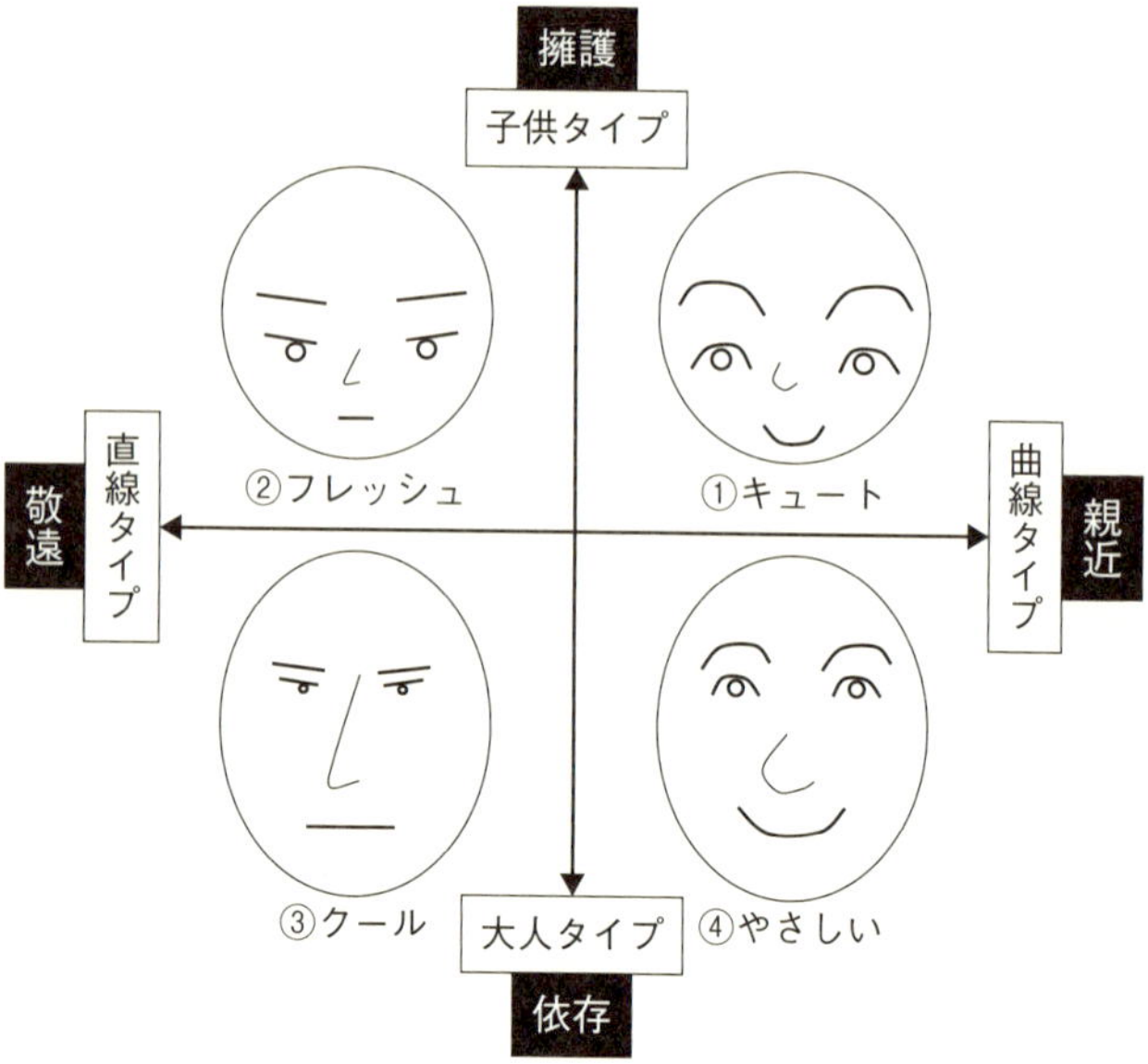

図6　顔だちマップの概念図（今野、荒井、阿部（2010）より改変）

の要素の形（以降、要素の形とする）が直線的な顔と曲線的な顔を両極とする、要素の形の軸であった。Y軸は要素の配置（以降、配置バランスとする）が上下に離散的でそれに比較して左右が狭く、顎などの下半分がしっかりした大人っぽい顔と、その逆のバランスで子供っぽい顔を両極とする、配置バランスの軸であった。そして重回帰分析の結果、各象限が特定の印象と結びつくことが明らかとなり、曲線×子供（第一象限）はキュート、直線×子供（第二象限）はフレッシュ、直線×大人（第三象限）はクール、曲線×大人（第四象限）はやさしい印象に見えることを明らかにした。

このような研究によって得られた、形態的特徴と印象の対応関係に基づいて作られたのが顔だちマップである。実用においては、自分の顔の形態的特徴を判断し、顔だちマップ上にプロットすることで、自分の印象を客観的に把握することが第一歩となる。その上で、望む印象がどの方向にあるかを見定めて、メーキャップによってその形態的特徴を描く。たとえばクールな印象になりたいときは、自分の顔だちに直線×大人の特徴を加えればよい。すなわち、眉・目・唇などはなるべく直線的に描き、要素の形を直線方向に寄せる（X軸のマイナス方向へ）。配置バランスの軸は大人方向（Y軸のマイナス方向）に寄せればよいので、チークやハイライトで頬の縦方向を強調し、眉は目に近く描く。このようにして、望む印象になるための具体的なテクニックをガイドすることができる。熟練技術者の暗黙知が、知覚心理学的な実験によって形式知として広く活用可能になったのである。

なお、独立して評定された顔の感情的評価の親近性因子は顔だちマップのX軸（直線－曲線）と相関が高く、要素の形が直線的な顔は敬遠の感情と、曲線的な顔は親近の感情と対応していた。同様に、擁護性因子はY軸（大人－子供）と相関が高く、配置バランスが大人っぽい顔には依存の感情と、子供っぽい顔には擁護の感情と対応していた（阿部、大川、高野２００８）。要素の形が直線的な顔は接近を拒否する感情（敬遠）が、曲線的な顔は接近を促す感情（親近）が生じ、配置バランスが大人っぽい顔は頼りがい（依存）が、子供っぽい顔は逆に守ってあげたくなるような感情（擁護）が生じていたと考えられる。このことから、たとえば曲線×子供の形態を有する顔は、親近（曲線）×擁護（子供）の感情、すなわち、近寄って守ってあげたいという感情を誘発するために、キュートな印象になると考えられる。

ゼブロウイッツは、顔の印象認知においては、感情認知や成熟性認知の過般化効果（over-generalization effect）が影響していることを指摘している（Zebrowitz 1997）。顔だちマップの形態的特徴と印象の関連性の背景には、過般化効果があると考えられる。なお、この形態学的特徴と印象の関連性は頑健であり、犬の形態評価－印象評価－感情的評価でも同様の関連性が得られている（今野、荒井、阿部2010）。

フレグランスの心理学

フレグランスは、身につけて漂う香りによって、自らの印象が好転することを期待して使用するものであろう。メーキャップが視覚的自己演出であるならば、フレグランスは嗅覚的自己演出である。ならば、メーキャップにおける顔だちマップのように、自分にふさわしいフレグランスを選択するガイドがあれば有益である。その第一歩となるのが、フレグランスの分類である。一般的には、フローラルブーケ系、オリエンタル系など、そのフレグランスを特徴づける中心的な原料によってカテゴライズするハーマン&ライマー社（現在シムライズ社）の分類が多用されている。これによると、たとえばシャネル・ナンバー5はフローラルアルデハイディック系、ミツコはシプレー系に分類される。

フレグランスの分類とは、フレグランスの印象的類似性、換言すれば印象的な距離を知ることである。樋口、庄司、畑山（2002）は、フレグランスの原料ともなる精油の印象評価を行い、因子分析を行った。その結果、感覚に関連する因子として「強さ・濃さ」、「明瞭さ」、「柔らかさ」の3因子を、感情に関連する因子として「リラックス」、「高揚」、「ストレス」の3因子を得た。この因子空間に精油の嗅覚印象を布置すると、ローズとジャスミンの距離は0・23（感覚空間）、0・35（感情空間）、ローズとレモンの距離は1・42（感覚空間）、1・73（感情空間）であり、ローズはジャスミンと近くレモンと遠い。ローズ・ジャスミン・レモンの香りの質的側面を記述するには物足りないところもあるが、実証的に香りを記述する試みとして興味深い。

フレグランス自体の嗅覚印象が、つけた本人の印象にどう影響するかについて、顔だちマップを使って検討した試みがある（阿部2002c／2005）。2種のフレグランスの嗅覚印象を、顔だちマップのキュート・フレッシュ・クール・やさしいなどの評価用語で評

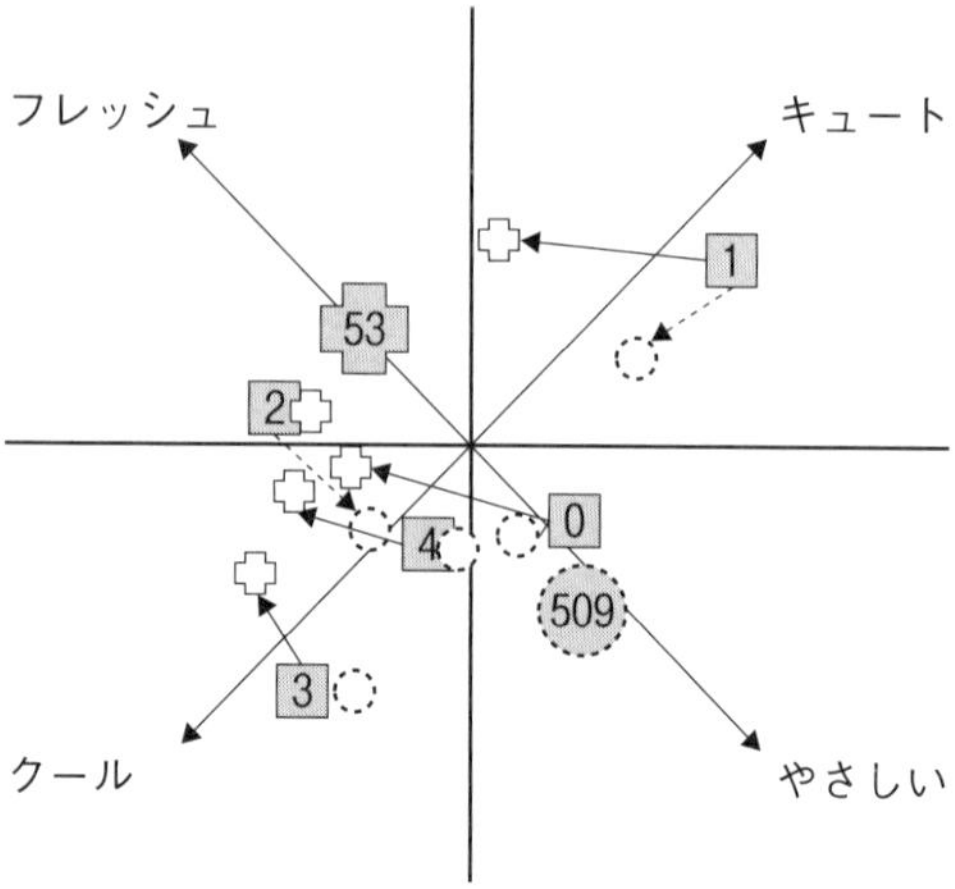

図７　顔写真の印象に対するフレグランスの影響（阿部2002ｃ）より改変）

印象評定に基いて、顔だちマップ上に４つの顔写真（１～４）、２種のフレグランス（53、509）を布置。それぞれの顔写真に２種のフレグランスを賦香して、嗅ぎながら顔写真の印象評定を求めて、その結果も重ねた。フレグランスが賦香されると、顔写真の印象が、フレグランス単独の印象の方向に牽引されるように移動している。

価して、顔だちマップ上に布置する。そして４名の顔写真を同様に印象評価して顔だちマップ上に布置する。この顔写真に上記のフレグランスを賦香して再度印象評価を行い、顔だちマップ上に布置する。すると、賦香された顔写真は、顔単独の位置とフレグランスの位置の間に布置されること、すなわち、顔の印象がフレグランスの印象に牽引されることが示された（図７）。この結果は、つける人（顔）の印象によってフレグランスがもたらす印象変化の方向が異なること（いわゆる交互作用）はなく、同一方向への印象変化を促すことを示唆する。つまり、フレッシュな印象のフレグランスであれば、誰がつけてもフレッシュな印象を強めることになる。

フレグランスが嗅覚的自己演出として機能するとき、その対象、すなわちフレグランスの知覚者は他者ということになる。しかしフレグランスは、つけた本人が第一の知覚者であり、つけた本人が楽しむものでもある。アロマテラピー（aromatherapy）やアロマコロジー（aromachology）は、フレグランスの心理学的研究の観点からは、つけた本人への心理－生理的な効果への関心と位置付けることができる。１９８０年代以降、日・米・欧を中心に精油の香りに関する心理学的研究が盛んに行われ、１９９９年時点で既に１００を超える論文が報告されている（Jellinek １９９８／１９９９）。

たとえば、ストレスを喚起するカラー・ワード・ストループ課題中に、ジャスミン・レモン・ローズ・改質パレリアン（天然精油からイソ吉草酸を中心とした不快成分を抜去）・バニラを提示したところ、改質パレリアンの皮膚バリア機能の回復速度の促進効果が認められた（阿部、庄司、菊地、樋口２００９）。改質バレリアンがストレス緩和効果を有することが示唆される。ボタン押し反応を求める本信号と、それに先立ちその準備を促す警告信号の間の二刺激間心拍変動に及ぼす香りの効果を調べた結果、ローズの鎮静効果、レモンの高揚効果が認められ、その効果が濃度に比例していることが示された（Kikuchi, Tanida, Uenoyama Abe & Yamaguchi １９９１）。鳥居らは、脳波の随伴性陰性変動（CNV：contingent negative variance）を用いて19種の精油の作用を検討し、ラベンダーの鎮静作用、ジャスミンの効用作用などを見出した（Torii, Fukuda, Kanemoto, Miyanchi, Hamauzu & Kawasaki １９８８）。

近年、感覚モダリティ相互の影響に注目が集まり、クロスモダリティ（cross-modality）研究が盛んになってきた。嗅覚と体性感覚については、リップクリームを対象とした研究により、リップクリームのつけ心地（つけるときの重さ感覚）が香りの影響を受け、レモンの香りはつけ心地を軽く、バニラの香りは重くすることが示された（菊地、秋田、阿部２０１３）。また、化学的感覚（chemical senses：嗅覚と味覚の総称）の研究は長足の進歩を遂げつつある（Shepherd ２０１２）。化粧品における嗅覚の作用の研究は、フレグランスのみならず、今後多様な観点から実施されることが期待される。

感情調節装置としての化粧行動

以上、スキンケア・メーキャップ・フレグランスに関する心理学的研究について概観してきた。これらの研究が示すのは、これらの化粧が日常生活において、感情調節装置としての作用を担っているということである（阿部２００２ａ）。

この、感情調節装置としての化粧の作用を図８にまとめた。スキンケアは自らの肌の健康を維持・増進する行為であり、「慈しむ化粧」と位置付けられよう。そして、リラクセーションをもたらす作用が明確であることから、「いやし」をもたらす行為だと考えられる。一方、メーキャップは自らの外見を好ましく演出する行為であり、「飾る化粧」と見なし得る。そして、目に見える違いを縮小し、心理‐社会的負担を低下させることで社会性を促進する「はげみ」として機能している。フレグランスは、図８には記していないが、嗅覚的な印象の演出としては「飾る化粧」と位置付けられるが、つけた本人への影響、あるいは化粧品の香りに広げて考えた場合、慈しむ化粧としての側面も有するだろう。

このような、いやしとはげみの作用は、自尊心を背景として、私的自意識・公的自意識が顕在化することが関与しているものと考えられる。自尊心（self-esteem）とは、自らの価値を信じる態度である。私的自意識・公的自意識はともに自意識であるが、前者は自分自身の内面に対する意識・関心であり、後者は外見・見栄えなどの他者の視線を介した自意識である。また、我々の日常は様々な行為によって形成されているが、ストレスを増大する「やっかい事（daily hassles）」もあれば、ストレス緩和に寄与する「気晴らし（daily uplifts）」

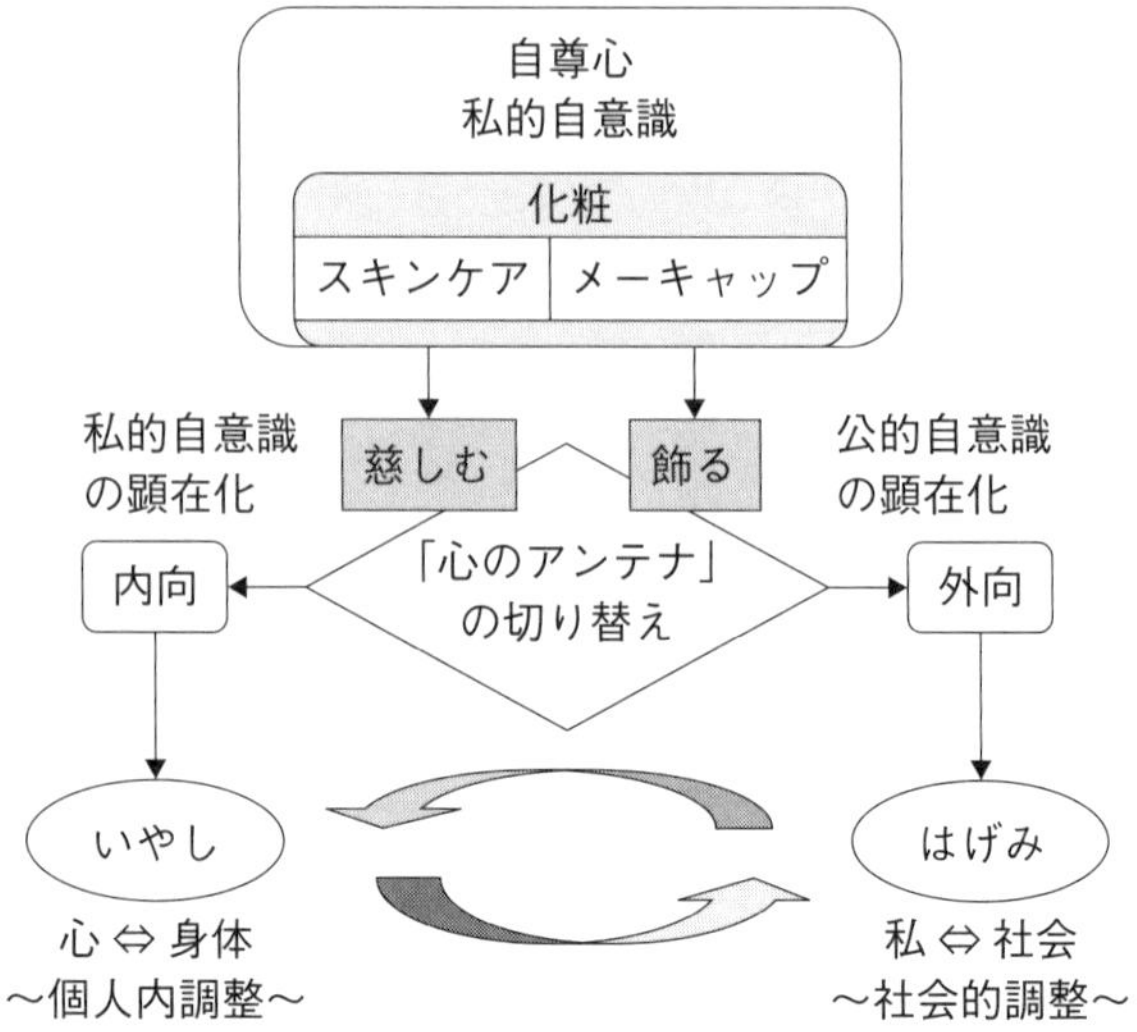

図８　感情調節装置としての化粧の作用機序（阿部（2002ａ）より改変）

もある（Lazarus & Folkman １９８４）。スキンケア・メーキャップは、個人差もあれば、時によって異なるという状況の違いもあり、双方に関わる両義的な行為として行われている。個人差に注目した時、スキンケアもメーキャップも、気晴らしとして行う者は自尊心が高い。そして、スキンケア化粧品・メーキャップ化粧品、ともに使用品目数が多い者は私的自意識が高く、メーキャップ化粧品の使用品目数が多い者は公的自意識が高い。また、スキンケアの一つである化粧水の使用率は職業の有無に関係がないが、メーキャップの一つである口紅は、有職者で使用率が高く、メーキャップが社会性を背景に行われる行為であると考えられる（阿部２００２ａ）。

こういったことを踏まえると、スキンケアもメーキャップも、自尊心や私的自意識と関連の深い日常行為である。そしてスキンケア、すなわち慈しむ化粧を行うことで私的自意識が顕在化して自己への注意が高まり、メーキャップ、すなわち飾る化粧を行うことで公的自意識が顕在化して他者・社会への注意が高まる。いわば、「心のアンテナ」を内側と外側へ正しく向け直す契機となっていることが推測される。

ところで、化粧療法が容貌と関連しない病気で効果を上げる事例もある。老人性認知症（30件）、うつ病などの精神疾患（15件）、終末期の癌などの容貌変化を主訴としない身体疾患（８件）など、可視的な差異に対するものよりも、かえって多くの研究がなされている（野澤、沢崎２００６）。このような研究は、主として日本で行われている。その背景には、１９９０年に日本で開催された国際応用心理学会で発表された、うつ病・統合失調症の患者さん、そして老人に対するメーキャップが、心理状態の改善に目覚ましい成果を上げたとする浜らの研究が刺激になったものと思われる（Hama, Matsuyama, Fukui, Shimizu, Nakajima, Kon & Nakamura １９９０）。たとえば鳴門山上病院で行われた化粧療法の試みでは、３割の老人性認知症の女性のオムツを外すことができた（土居、中内、矢野１９９４／神戸新聞

1994)。このような、容貌への影響が希薄な症状に対してメーキャップが効果を発揮するメカニズムは即座に理解しがたい。しかし、図8に照らして考えたとき、メーキャップをするという行為自体が、心のアンテナを社会に向け直す「はげみ」として機能していたと解釈することが可能になる。

なお、化粧療法ではメーキャップのみならず、スキンケアに属する技法も使われる。ゆえに、メーキャップ療法ではなく化粧療法なのである。たとえば、フランスのソシオ・エステティシャンは、メーキャップのみならず、患者さんの手を優しくマッサージする（CODES2013）。マッサージによるリラクセーション効果がもたらされることだろう。このように、スキンケアが「いやし」、メーキャップが「はげみ」と峻別することができないため、図8ではいやしとはげみの間に双方向の矢印を加えた。

化粧の感情調整作用を一日の流れに沿って描くと図9のように整理できる。朝、外出前に化粧品を並べながら鏡に映った自分の顔を見つめる。このことは、一旦、私的自意識を高めるだろう。スキンケアを終えてメーキャップを行ううちに、他者の目に映る自分へと意識が移り、公的自意識が高まる。これが心のアンテナを外に向ける契機となり、はげみをもたらす。いうなれば、心をギュッと結び、弾みをつけて、社会人としての『公』の顔をつくって

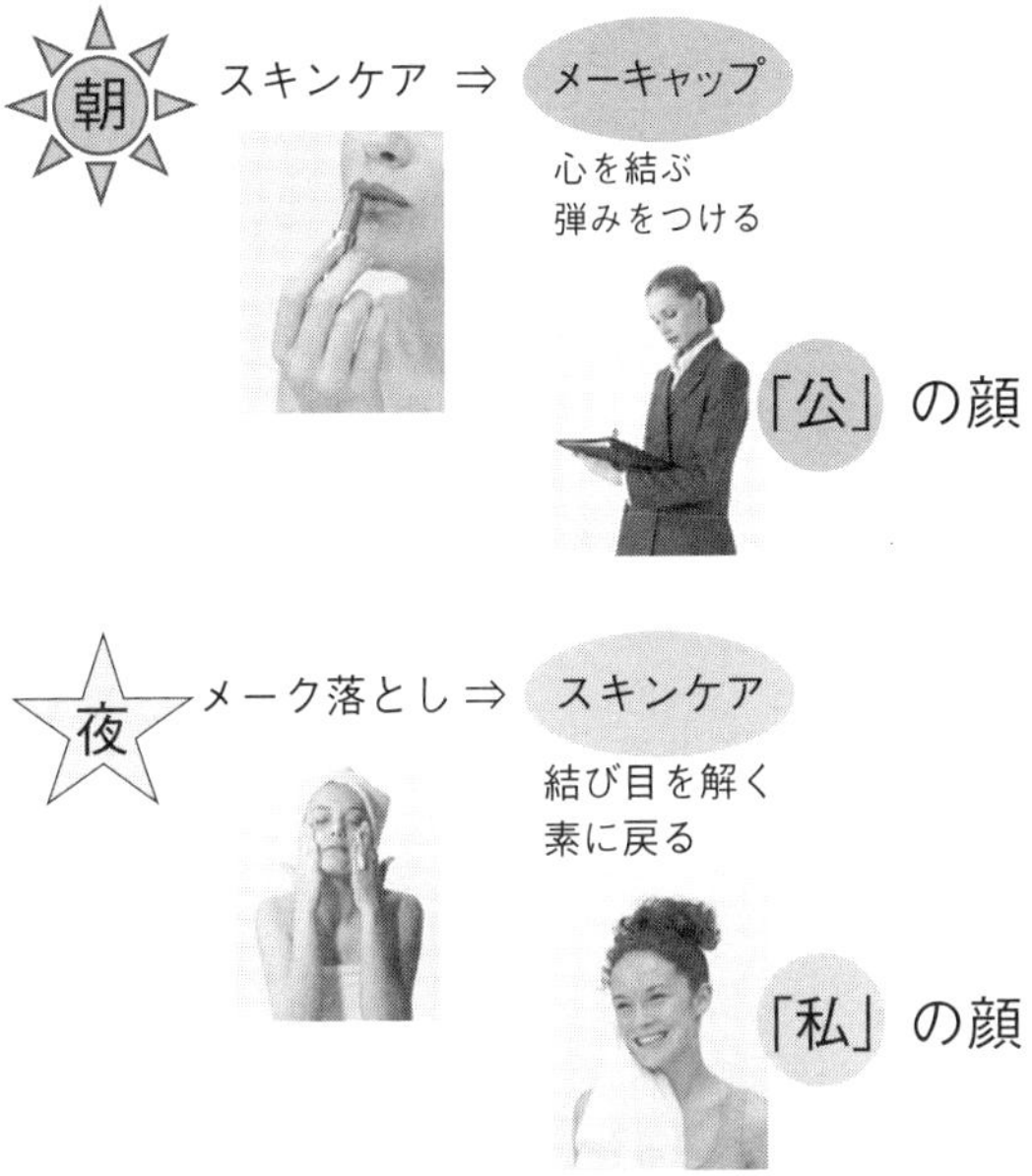

図9　日常生活における化粧の感情調節作用

家を出ることになる。一日働き、夜に帰宅する。再び鏡を前にしてメークを落とすことで、朝に結んだ心の結び目が解け、素の自分に戻る。そして鏡に映った自分の素顔を見ながらゆったりとスキンケアをしながら、自分の肌に触れ、心のアンテナを自分に向け直し、私的自意識が高まる。こうして『私』の顔に戻る。この時、美容マッサージで確認されたようなリラクセーション効果が重層し、いやしを獲得する。このような形で、化粧は日常生活に埋め込まれた感情調節装置として機能しているとまとめられよう。

化粧行動に関する心理学的研究は、新商品開発における化学や皮膚科学のような直接的な実用性に乏しい。しかし化粧は極めて文化的な行為である。そして、化粧療法を通じて医療的な福祉に貢献し、日常生活においても感情調整装置として機能するなど、使う人の暮らしの中で、きわめて重要な役割を担っている。また、メーキャップテクニックは、メーキャップ化粧品に「付属」する脇役ではなく、知覚心理学の知見で発展可能な、メーキャップの主役である。フレグランスもまた、化学感覚に関する知覚心理学や生理－心理学的な研究が活躍する余地が多い。化粧品産業界から、心理学研究に一層の注目を寄せていただくことを期待する。

謝辞 多くの方々からアドバイスをいただきました。特に次の皆様の専門的なアドバイスに対して、記して感謝申し上げます。荻原理氏（古代ギリシャ語監修）、鹿又喜隆氏（考古学文献紹介）、野澤桂子氏（ソシオエステティシャン情報）、森本浩一氏（ドイツ語監修）。

参考文献

阿部恒之（1990）．エステティックの心理学的効果および東洋医学との関連について　フレグランスジャーナル臨時増刊，10，19-26.
阿部恒之（1998）．日常生活の快適性の測定　山崎勝男・藤澤清・柿木昇治（編）新生理心理学（pp.129-132）　北大路書房
阿部恒之（2001）．スキンケアへの期待の変遷と心理学的効果　大坊郁夫（編）化粧行動の社会心理学（pp.148-157）　北大路書房
阿部恒之（2002a）．ストレスと化粧の社会生理心理学　フレグランスジャーナル社
阿部恒之（2002b）．スキンケアの近代――平成・日本のスキンケアの源流――　おいでるみん特集号「日本の化粧文化・明治維新から平成まで」，45-64.
阿部恒之（2002c）．化粧行動　松井豊（編）対人関係の心理学（pp.45-58）　ブレーン出版.
Abe, T. (2004). Psychological studies of skincare in Japan: A Review. *Tohoku Psychologica Folia*, 63, 53-60.
阿部恒之（2004）．子規のちょん髷・龍馬のブーツ――化粧の中の西洋と日本――　おいでるみん，16，164-177.
Abe, T. (2005). Odor, Information and New Cosmetics: The ripple effect on life by aromachology research. Chemical Senses, 30 (suppl 1), i246-i247.
阿部恒之・大川恵・高野ルリ子（2008）．容貌の印象形成に及ぼす過般化の影響――顔だちマップの理論的基盤に関する実験的検討――　日本顔学会誌，8，87-96.
阿部恒之・佐藤智穂・遠藤光男（2009）．目の大きさ知覚に及ぼすアイシャドーの効果――まぶたの陰影の位置・範囲・濃さを操作した実験的検討――　日本顔学会誌，9，111-118.
阿部恒之・庄司耀・菊地史倫・樋口貴広（2009）．基本精油のストレス緩和効果――印象と反応の関連――　アロマテラピー学雑誌，9，66-78.
CODES (cours d'esthétique à option humanitaire et sociale) (2013). La socio-esthétique: Un métier

aux compétences spécifiques. Retrieved from http://www.socio-esthetique.fr/socio_esthetique.php（April 22, 2016）

Collet, P.（1993）. *Foreign bodies: A guide to European mannerisms*. London: Simon & Schuster Ltd.（コレット，P. 高橋健次（訳）（1996）．ヨーロッパ人の奇妙なしぐさ　草思社）

土居泰子・中内敏子・矢野保子（1994）．老人病院における化粧の効果　月刊福祉 5 月号，86-89.

Field, T.M.（1998）. Massage therapy effects. *American Psychologist*, 53, 1270-1281.

Field, T., Hernandez-Reif, M., Diego, M., Schanberg, S., & Kuhn, C.（2005）. Cortisol decreases and serotonin and dopamine increase following massage therapy. *International Journal of Neuroscience*, 115, 1397-1413.

Forbes, R.J.（1955）. *Studies in ancient technology*, vol. 3. Leiden: E.J. Brill.

Graham,J.A. and Kligman A.M.（eds.）（1985）. *The psychology of Cosmetic Treatments*, New York: Praeger.（グラハム，J.A.，クリグマン，A.M. 早川律子（監訳）（1988）．化粧の心理学　週刊粧業）

大坊郁夫・神山進（編）（1996）．被服と化粧の社会心理学　北大路書房

大坊郁夫（編）（2001）．化粧行動の社会心理学　北大路書房

Hama, H., Matsuyama, Y., Fukui, K., Shimizu, H., Nakajima, T., Kon, Y., & Nakamura, K.（1990）. A clinical study of using cosmetics for therapy. In B. Wilpert, H. Motoaki & J. Misumi（eds.）*General Psychology and Environmental Psychology: Proceedings of the 22nd International Congress of Applied Psychology*, 3.（pp.271-272）New Jersey: Lawlence Erlbaum Associates.

Hey, H.（1970）. Dekorative Behandlung beim Naevus flammeus. Cosmetologica, 19(3), 71-76.

樋口貴広・庄司健・畑山俊輝（2002）．香りを記述する感覚形容語の心理学的検討．感情心理学研究，8, 45-59.

市毛勲（1998）．新版・朱の考古学　雄山閣

Jellinek, J.S. (1998/1999). Odours and mental states. International Journal of Aromatherapy, 9(3), 115–120. doi:10.1016/S0962-4562(98)80005-2

加来彰俊（1967）．訳者注　プラトン（著）・加来彰俊（訳）　ゴルギアス（pp.249–294）　岩波書店

Kanzaki, J., Ohshiro, K., and Abe, T. (1998). Effect of corrective make-up training on patients with facial nerve paralysis. *ENT Journa*l (Ear, Nose & Throat Journal), 77, 270–274 (passim).

経済産業省（2016）．生産動態統計平成27年年計確報　統計表一覧（経済産業省生産動態統計） Retrieved from http://www.meti.go.jp/statistics/tyo/seidou/result/ichiran/08_seidou.html（2016年３月29日）

菊地史倫・秋田美佳・阿部恒之（2013）．嗅覚がリップクリームの使用感に与える影響　心理学研究, 84(5), 515–521.

Kikuchi, A., Tanida, M., Uenoyama, S., Abe, T., & Yamaguchi, H. (1991). Effect of odors on cardiac response patterns in a reaction time task. In Y. Queinnec & F. Daniellou (eds.), *Designing for Everyone vol. 1* (pp.380–382). London: Taylor & Francis.

神戸新聞（1994）．痴呆症患者もお化粧で元気に（１月11日）．

今野晃嗣・荒井沙穂理・阿部恒之（2010）．顔だちマップを用いた犬種の形態印象の分類　日本顔学会誌, 10, 63–72.

Lazarus, R.S. & Folkman, S. (1984). Stress, appraisal, and coping. New York: Springer Publishing Company.

Look good feel better (2015). About look good feel better. Retrieved from http://lookgoodfeelbetter.org/about-lgfb/our-mission (April 19, 2016)

Martin, J., Meltzer, H., & Elliot, D. (1988). *The prevalence of disability among adults*. London: Office of Population Censuses and Surveys.

松本学（2008）．Visible Differenceにまつわる心理的問題――その発達的理解と支援――　心理学研究，79，66-76.

森川和則（2012）．顔と身体に関連する形状と大きさの錯視研究の新展開――化粧錯視と服装錯視――心理学評論，55，348-361.

森川和則・藤井佑美（2009）．アイメイクの錯視効果の測定　日本顔学会誌，9，242.

Morse, E.S.（1917）. Japan day by day, 1877, 1878-79, 1882-83（Vol. 1）. Boston: Houghton Mifflin.（モース，E.S. 石川欣一（訳）（1929）．日本その日その日（上巻）　財団法人科學知識普及會）

野澤桂子（2004）．治療の場における美容――ソシオエステティックの心理的効用――　こころの科学（特別企画　容姿と美醜の心理），117，63-67.

野澤桂子・沢崎達夫（2006）．化粧による臨床心理学的効果に関する研究の動向　目白大学心理学研究，2，49-63.

Paquet, D.（1997）. *Une historie de la beaute: Miroir, mon beau miroir*. Paris: Gallimard.（パケ，D. 木村恵一（訳）（1999）．　美女の歴史・美容術と化粧術の5000年史　創元社）

Plato（1946）. *Lysis, Symposium, Gorgias*: With an English Translation by WRM Lamb. Harvard University Press.（Original work published about BC.390）

Rumsey, N., & Harcourt, D.（2005）. *The psychology of appearance. Berkshire*: Open University Press.

Shepherd, G.M.（2012）. *Neurogastronomy: How the brain creates flavor and why it matters*. New York: Columbia University Press.

資生堂（1964）．特集・学窓を巣立つ方へ　花椿，15，3，7-11.

資生堂ビューティーサイエンス研究所（編）（1993）．化粧心理学　フレグランスジャーナル社.

資生堂ビューティーソリューション開発センター（編）（2010）．化粧セラピー――心と身体を元気にする新しい力――　日経BP社シュリーマン，H. 藤川徹（訳）（1982）．シュリーマン日本中国旅行記　雄松堂書店（原著：Schriemann, H.（1867）. La Chine et le Japon au Temps Presént（T. Fujikawa Trans. in Japanese 1982）. Paris Librarie Centrale.）

霜田道子・阿部恒之（1993）．化粧水の使い心地に関する心理学的研究　日本化粧品技術者会誌，27，41-47.

Shreeve, J.（1997）. The Neandertal enigma: Solving the mystery of modern human origins. London: Penguin Books.（First published in New York by William Morrow & Company 1995）（シュリーブ，J.：名谷一郎（訳）（1996）．ネアンデルタールの謎　角川書店）

Strouhal, E.（1992）. Life in ancient Egyptians（D. Viney Trans.）. London: Opus Publishing LTD.（Original work published 1989）（ストロウハル，E. 内田杉彦（訳）（1996）．図説・古代エジプト生活誌（上巻／下巻）原書房）

スエンソン，E. 長島要一（訳）（1989）．江戸幕末滞在記　新人物往来社（原著：Suenson, E.（1869-70）. Skitser fra Japan. Fra Alle Lande. Copenhagen: Fr. Wøldikes Forlag.

互恵子・両角亮子・吉田倫幸（1991）．セルフマッサージによる心理・生理的効果　日本化粧品技術者会誌，26，9-14.

高橋雅夫（1982）．解説　佐山半七丸（著）早見春暁斎（画）高橋雅夫（校注）都風俗化粧伝（pp.265-29）平凡社（原著発行1813年（文化10年））

Takano, R., Abe, T., & Kobayashi, N.（1997）. Relationship between facial features and perceived facial image for application to image creation using cosmetics. Copy of Abstracts of 70th Anniversary Conference on Colour Materials（Tokyo: Japan Society of Colour Material）, 188-191.

東京国立博物会・NHK・NHK プロモーション（2000）．世界四大文明エジプト文明展　NHK・NHK プロモーション

Torii, S., Fukuda, H., Kanemoto, H., Miyanchi, R., Hamauzu, Y., & Kawasaki, M. (1988). Contingent negative variation (CNV) and the psychological effects of odour. In S. Van Toller & G.H. Dodd (eds.), Perfumery: The psychology and biology of fragrance (pp.107–120). London: Chapman and Hall Ltd.

土屋徹・中山靖久（1987）．顔面皮膚への機械的刺激および温度刺激による交感神経副腎枝遠心性放電活動に誘発される反射性反応に関する研究　自律神経，24，50–57.

Uvnäs–Moberg, K. (2003). *The oxytocin factor: Tapping the hormone of calm, love, and healing*. Da Capo Press.（ウヴネース－モベリ，K. 瀬尾智子・谷垣暁美（訳）（2008）．オキシトシン――私たちの体をつくる安らぎの物質――　晶文社）

Uvnäs–Moberg, K., Arn, I., & Magnusson, D. (2005). The psychobiology of emotion: the role of the oxytocinergic system. International Journal of Behavioral Medicine, 12, 59–65.

宇山侊男・阿部恒之（1998）．化粧療法の概観と展望　フレグランスジャーナル，26(1)，97–106.

Vrontou, S., Wong, A.M., Rau, K.K., Koerber, H.R., & Anderson, D.J. (2013). Genetic identification of C fibres that detect massage–like stroking of hairy skin in vivo. Nature, 493(7434), 669–673.

Williams, T.R., O'Sullivan, M., Snodgrass, S.E., & Love, N. (1995). Psychosocial issues in breast cancer. Helping patients get the support they need. *Postgraduate medicine*, 98(4), 97–99, 103–104, 107–108 (passim).

Zebrowitz, L.A. (1997). Reading faces: Window to the soul?. Boulder: Westview Press.

第3章

化粧品の皮膚科学的応用の利点

菊地克子
田上八朗

要約

皮膚疾患の治療では外用薬剤を用いた治療を幅広く行うが、副作用もありうるため、軽症例に対しては薬剤ではなく化粧品類での対応も有用である。特に、保湿効果の高いスキンケア製品は種々の乾皮症に使用でき、小児のアトピー性皮膚炎、あるいは中高年の貨幣状湿疹への発展を予防することもできる。

サンスクリーン剤は、衣類など物理的な紫外線遮蔽物とともに用いることで、急性の光線障害の予防だけでなく、慢性日光曝露により生じる様々なシミ、シワなどの光老化症状や皮膚腫瘍の発症予防に有用である。

レチノールやレチノイン酸の外用製剤は、若者のニキビ治療だけではなく、光老化によって生じた顔面の深いシワを目立たなくすることにも用いうる。メイクアップ製品は、光老化で生じたシミや赤み、さらに母斑や白斑、瘢痕など色の変化を主症状とする皮膚病変の部位を覆い隠すことができるため、皮膚疾患患者の生活の質（quality of life：QOL）の向上に有用である。

男性型脱毛症に対しては、ミノキシジル外用剤が開発され治療に用いられている。発汗による体臭予防の制汗剤は、皮膚を清潔に好ましい状態に保つために用いられている。化粧品は皮膚科分野において医療における薬剤と共存して適用が行われている。

キーワード
化粧品、スキンケア製品、抗老化剤、抗シワ剤、抗ニキビ用化粧品、制汗剤、デオドラント剤、育毛剤、メイクアップ製品、生活の質、皮膚科学的治療

1　はじめに

皮膚科医として日常診察の場で、ひどい皮膚病変を見れば、当然、薬剤（内用や外用）で対応する。しかし、そこまでひどくない軽い訴え・臨床症状や、あるいは既に薬剤治療を必要としない程度にまでかなり改善している症状に対しては、化粧品を含むスキンケア製品でも対応可能である。

皮膚病変への薬剤治療の有効性は確かではあるが、さほどひどくない皮膚変化に対し患者が自己判断で薬剤の使用を持続していると、例えばステロイド外用剤を使い続けると、皮膚萎縮や痤瘡、酒皶様皮膚炎のような副作用も起こりうる。そのため、軽症の患者には説明し納得してもらい、店頭で販売される様々な安全性の高い化粧品類の製品を勧めることもある。

一般的に信じられていることと違い、薬剤による治療だけが皮膚科の医療で有効というこ

とはない。これまで皮膚科医療で歴史的に用いられてきた独特な臭いのする軟膏のタール剤などの外用剤より、現在では、皮膚科学研究者や化粧品科学者達が熱心に研究開発してきた温和な香りの製品のほうがずっと有効性に優れ、副作用も少ない。機器測定などを用いた客観的な手法でもそのことは証明されている。

人それぞれ年齢や性別でも違いがあるように、皮膚もまた皆一様ではなく十人十色である。薬剤治療の必要性がなくなれば、むしろ、人の肌の状態に合うように作られた様々な化粧品でケアする方が副作用は起きにくく、良い肌の状態を維持できるだけでなく、塗り心地も良いため、塗布を続けることもできる。

本章では、このような皮膚と化粧品について述べてゆきたい。

2 スキンケア製品

2−1 保湿製剤 注1

昔の住宅と違い、近年の住宅は気密性に富んだ作りで、特に冬期の暖房では室内が乾燥した状態になる。このような乾燥状態にあると、皮脂分泌の少ない小児はもちろん高齢者も、体幹や四肢の皮膚が乾燥して、荒れてザラザラとする乾皮症になりやすい。実際、日本では、冬期に9割以上の高齢者に体幹や四肢、特に下背部や下肢伸側で乾皮症が発症している。

乾皮症状態の皮膚では、浅いひび割れの刺激が痛みではなく、痒みとして強く感じられる。それを無意識に掻き続けていれば、乾皮症性皮膚炎、さらには貨幣状湿疹へと発展しうる。当然、アトピー性皮膚炎も悪化する。乾皮症に対して皮膚科医は、有効性の高い保湿製剤によるスキンケアを指導する。

注1　ここでは、製剤をいう場合に「保湿製剤」、成分をいう場合に「保湿剤」を用いたが、製剤について保湿剤ということもある。

現在、子供の2割程度にアトピー性皮膚炎が生じているという。アトピー性皮膚炎の子供は、はっきりした皮膚病変が見られない部分であっても、皮膚を触ってみるとカサカサと乾燥していて細かいひび割れがあり、フケのような落屑が衣服に付着しているというアトピー性乾皮症の存在があることに気付く。

アトピー性皮膚炎では、炎症性皮疹がある場合は、病変の重症度により様々な強さのステロイドやカルシニューリン阻害薬による抗炎症の外用治療が行われる。しかし、それと併用して保湿製剤によるスキンケアを行うことでステロイド外用薬の使用量を減量できたという報告や、ステロイド外用薬による治療で寛解した後に保湿製剤によるスケンケアを行ったほうが再燃までの期間が長いという報告が示すように、薬物治療とともに保湿製剤によるスキンケアがアトピー性皮膚炎の治療に有用であることは皆が認めるところである。

炎症性皮疹をストロングクラスのステロイド外用薬で治療して寛解を得た後に、ステロイドやカルシニューリン阻害薬の外用薬を週に2回程度、間歇的に使用することで再燃のリスクを下げることができることから、悪化する前に治療する「プロアクティブ療法」の有用性が示されている。また、アトピー性皮膚炎の治療の一環として、保湿製剤によるスキンケアを行い、バリア機能や水分保持能の低下した角層のケアを行うことが推奨されている。

さらに、乳児期から保湿製剤によるスキンケアを行うことがアトピー性皮膚炎の発症予防に有用である可能性が示されている。

また、経皮感作によって食物アレルギーが発症し、食物の経口摂取はむしろ耐性を獲得するとの意見もあり、積極的にスキンケアを行い、バリア機能を良好な状態に保つことが重要と考えられている。

医師は臨床での有効性が証明された外用薬剤を処方薬として使用しているが、多くの軽症の症例では、昔からのワセリンをはじめとする油脂製剤よりも、新しく開発されてきている保湿剤（湿潤剤）を含有するクリーム製剤や乳剤性ローション製剤の1日1、2回の外用塗布の方が、早く良い皮膚の状態に戻すことができると感じる。

外用製剤の有効性については、むしろ歴史的な経験に基づいているとも言える。しかし、さほど多数ではない患者を対象に医師が経験的に処方してきた製薬会社製の外用製剤に比べて、研究を重ね、工夫を凝らして設計したうえ、多数の一般人を対象にした使用試験を経てから販売に繋げてきた化粧品会社の製品のほうが、副作用も少なく有効性は高いという報告もある。

保湿製剤の有効性は、皮膚の状態の主観的な見た目や感じからだけではなく、一定部位の皮膚に一定量塗布したときの皮膚の角層水分含有状態を高周波コンダクタンスやキャパシタンスで測定することで客観的にも証明しうる。

また、こうしたスキンケア製品は、個性的な製品を造りあげるべく工夫して造りあげられたものであり、塗り心地もよく、臭いもある泥膏や油脂性の軟膏製剤より日常生活でも活動制限する必要も少なく、患者は喜んで皮膚処置をする。化粧品であることの唯一の欠点は、健康保険が効かず、やや高価であるという点である[注2]。

注2　日本では海外諸国と異なり、健康保険が適用される処方薬である保湿製剤が存在する。

2－2　洗浄剤・シャンプー剤

頭皮や顔面の脂漏部位に好発する脂漏性皮膚炎やフケ症、そして一部の頭皮の乾癬は、皮脂や毛包に常在する好脂性の菌であるマラセチアが病態形成に関わっているため、マラセチアの増殖を制御することが治療ならびに予防に有用である。炎症症状が強い場合は治療にステロイド外用薬を用いるが、炎症症状が軽微な場合は抗真菌作用のある外用剤を用いる。頭皮の脂漏性皮膚炎あるいはフケ症に対して、シクロピロックス含有シャンプー、ミコナゾール、ケトコナゾール、ジンクピリチオンを含有するシャンプー剤の有用性が報告されており、皮膚科医は、外用剤による治療とともにこれらのシャンプー剤での頭皮洗浄を勧めることが多い。

2－3　サンスクリーン剤

長期にわたる日光の長波長紫外線の曝露は、肌の赤くなる日焼け現象を起こさずとも、次第に真皮に日光性弾力線維症を生じ、黄ばみや深いシワを生じさせる。

メラニン色素の少ない色白の白人の場合、亜熱帯の米国フロリダ州や熱帯のオーストラリアに暮らしていると、子供の時から日光曝露も恐れずに日焼けを繰り返してくるため、発癌性をもつ中波長紫外線によるソバカスのようなシミや彫りの深いシワに代表されるいわゆる「光老化」が、すでに二、三十代にして起こる。さらに光老化は、良性の皮膚の光老化に止まらず、前癌状態の日光性角化症や悪性腫瘍である基底細胞癌、扁平上皮癌、悪性黒色腫も生じうるため、国際的にも注目される問題となった。

このような光老化を防止するため、白人よりは濃い黒色のメラニン色素であるユーメラニンが多い日本人であっても、夏には帽子、長袖、長ズボンという紫外線防御の服装だけでなく、紫外線をカットするサンスクリーン剤（日焼け止め）の露出部への塗布が必要である。なにより、太陽紫外線でも皮膚に放射線照射と同様の働きを起こしうるということを意識しての野外行動が必要である。様々な色素を含有するメイクアップ化粧品は皮膚表面を覆うため、サンスクリーン剤的な働きもするが、長寿社会の今日、特に高齢者では、紫外線の強い夏には、外出時、サンスクリーン剤も併用するという配慮が必須である。

太陽紫外線によって発症する先天性ないし後天性の皮膚疾患や全身性エリテマトーデスなど太陽紫外線で症状が増悪する疾患を持つ患者においては、厳格な紫外線防御が求められる。

このような場合、より紫外線防御指数が高い製剤が必要とされるが、小児や男性でも使いやすい白くなりにくいものや容易に洗浄できるものなど製剤の種類が増えたことは、歓迎すべきことである。

3　抗シワ剤、抗老化剤

昔は加齢とともに、顔面や手背にしみやシワができることは当然の老化現象とされ、その治療などは不可能とされていた。しかし、深窓の令嬢達と同様、サンスクリーン剤の使用や帽子、長袖、長ズボンの着用で太陽紫外線を避けることにより光老化は防げることもわかり、社会的にも紫外線防御の重要性は認識されるようになった。ただし、本来の老化による皮膚萎縮により皮膚が薄い紙のようになり、ぶつけたりするとすぐ出血が起きたりもする自然老化（暦老化）の皮膚変化までは防ぎえない。

意識せず平気で日光に当たり続けてきてシミ、シワができてしまった人に対しては、手術的治療以外にはどうしようもないのであろうか。現在、このような人に対して、ビタミンA酸（レチノイン酸）製剤の外用を続けてゆくことの有効性が確かめられている。顔面の日光性弾力線維症による黄ばみシミ、シワの目立つ皮膚が、元の皮膚のように滑らかで健康色の皮膚に変わってくるのである。ただし、皮膚刺激反応の起きやすい日本人では、作用の弱いレチノール（ビタミンAアルコール）製剤を用いることでも同様の効果は十分期待できる。根気良く、毎晩、就寝前に塗布を続けることが唯一の方法と言える。

産後女性や中年女性に日焼け後、両頬に対称的に生じる褐色の斑、すなわち肝斑に対しては、レチノイン酸、ステロイド、ハイドロキノンからなるクリグマン処方の有効性が医療の場で報告され、広く用いられ出している。この処方はその後、ステロイドを使わずに、ハイドロキノン、αヒドロキシ酸、あるいはアゼライン酸をレチノイドと併用する治療の有効性の報告もなされている。小斑型の日光黒子でも同様の効果が期待できるが、大斑型の日光黒子では、レーザーや光治療のほうが効果的である。

4　抗ニキビ用化粧品

痤瘡（ニキビ）は思春期以降、顔面や軀幹上部の脂腺性毛包に好発するありふれた皮膚疾患である。男性ホルモンの影響で皮脂腺の活動が亢進し、そのような毛嚢内で嫌気性細菌のニキビ菌が繁殖し、菌由来の起炎性物質が毛嚢上皮を刺激してその角化を亢進、そして毛嚢内部に角質の塊である角栓が溜まり、それがついには毛嚢壁を破裂させて炎症反応が生じるために起こる変化である。

医療分野では、ニキビ菌を殺菌するべくテトラサイクリンなどの抗生物質の内服や外用、過酸化ベンゾイルの外用が行われてきた。また、角層の剥離・除去を促すためとして硫黄、サリチル酸の塗布もされてきた。

美容分野では、洗顔剤などは皮膚表面が対象で、深い毛孔内の細菌叢への対応はなかなか難しい現状にあるが、抗面皰作用ならびに抗炎症作用を期待して、ピーリング効果のあるグリコール酸などのαヒドロキシ酸やサリチル酸を含む製剤の外用や、抗炎症作用を期待しての薬剤（グリチルリチン等）、さらには炎症反応で起こる活性酸素抑制を期待してのビタミンEの外用もされている。

最近では、皮膚のシワの治療にも用いられるレチノールやレチノイン酸の外用での角栓除去が医療の場でも用いられている。外用製剤として市販されているレチノールクリームの効果は皮膚組織に吸収され、ビタミンA酸へと酸化されることで、角層剥離効果を発揮するが、実際、レチノール製剤の外用の方がレチノイン酸クリームより皮膚刺激反応も少なく、レチノイン酸外用に似た効果が期待でき、まずは試みられるべきである。医薬品では、13－シス・レチノイン酸や合成レチノイドのアダパレンの外用も行われている。また、レチノイド外用による乾燥や落屑、紅斑、刺激感が、保湿製剤を塗布することにより軽減できるため、痤瘡患者の治療の際には、毛嚢内部の角質塊（角栓、コメド）の形成を起こさないノンコメドジェニックな保湿製剤でのスキンケアを行うことが勧められる。

5　育毛剤

成人に達するとともに、男性では前額部から頭頂部へかけ毛髪は生毛へ変わり始めて壮年性脱毛を生じてくる。壮年性脱毛症に対して、ミノキシジルの外用がある程度の効果が期待できることが認められた。しかし、これも、まだ完璧な有効性は期待できず、今後、さらなる研究が求められる。

6　制汗剤ならびに消臭剤

汗をかくと、その湿り気は体表の常在細菌の増殖を盛んにする。その結果、皮膚表面成分が分解され、とくに腋窩のアポクリン腺の場合、発生する低級脂肪酸が特有の「腋臭症」（わきが）の原因となる。

一方、体表全体に存在するエクリン腺の分泌も、やはり、体表の細菌の増殖を促し、体表の蛋白や脂質を分解し、「汗臭い」という状態になる。部位としては腋窩や足裏で特有の体臭が強まる。腋臭症に対して、医学的には手術などによるアポクリン腺を含んだ皮膚成分を除去や破壊操作もされているが、どうしても瘢痕は残りうる。

発汗量を減らすために、クロル・ヒドロキシ・アルミニウム（ＡＨＣ）、さらには、その乳酸やプロピレングリコールとの複合体や低分子量画分の多い活性化ＡＨＣが開発され使用されている。医療で実施されるA型ボツリヌス毒素の注射は、多汗に対して効果が高いものの、痛みを伴う治療法であり、加えて、臭いに対して効果は低い。臭いに対しては、強い香料を使ってマスキングをするほかに、微生物増殖抑制作用のある塩化ベンザルコニウムのような殺菌製剤を加えたり、臭い成分の低級脂肪酸を金属塩として変化させ、酸化亜鉛やゼオライトの細孔に臭い成分を吸着させたりする消臭方法のデオドランド製剤が販売されている。

なによりも、発汗のある本人自身が、自分の体臭には気付きにくいため、周囲がそれに注意してデオドラント製剤の塗布を続けさせること、部位によっては1日1回から数回塗布をする必要がある。

7　メイクアップ製品・カムフラージュ製品

歴史的に〝化粧〟と言えば中世の時代からの白粉や口紅、香水などで肌表面を覆い飾る人為的な操作を意味してきた。これは現在で言ういわゆるメイクアップ化粧品の使用を指している。かつては、若い女性達を中心にこれら化粧品が使用されてきた。

しかし、長寿社会となった今日、皮膚科学的にも最も問題となるのは、長年にわたり日光紫外線に当たってきたために起こる皮膚障害の光老化（photoaging）である。特に人の目につきやすい露出部の顔面や上胸部、手背などにできるソバカス、シミ、シワが問題となる。光老化の結果で生じてきた皮膚の良性腫瘍や、白人にくらべ東洋人や黒人ではできにくいとはいえ皮膚の悪性腫瘍すらも、長寿社会の今日見られるようになった。もちろん、医療の介入が求められるが、これら人目につく様々な腫瘍性変化の治療痕を覆い隠すべく、種々のメイクアップ製品は造られ販売されている。

皮膚色の変化を主症状とする皮膚疾患に対してのメイクアップ製品などによる病変のカム

フラージュも行われる。ポートワイン母斑、太田母斑、扁平母斑など母斑性の皮膚疾患に対してレーザー照射療法による治療が行われる。病変の軽快までには数年を要し、またレーザー治療が奏功しない場合もある。顔面など露出部にこのような病変がある場合、メイクアップによるカムフラージュが行われることがある。落ちにくさに配慮した種々の色合いの肌色のファンデーションや、赤色や褐色を補色の原理で病変部をカムフラージュする製剤があり、病変を隠したいと希望する患者に勧めている。

白斑は、メラノサイトの障害により色が脱失する疾患である。日本人を含むアジア人は白人よりも皮膚色が濃いため、脱色素性病変が目立ちやすい。メイクアップ製品やジハイドロキシアセトン（dihydroxyacetone：DHA）を含むセルフタンニング製剤による脱色素性病変のカムフラージュが有用であるという報告がある。女性の痤瘡患者においても、メイクアップ製品で病変部の赤みを隠すことは、患者のＱＯＬを向上させ痤瘡治療に有用であることが報告されている。

過去には、皮膚科医が痤瘡患者にメイクアップを勧めることはなかったが、薬物治療の効果を妨げないノンコメドジェニックな製品を使うことは、もはや禁止されるものではなくなった。さらに、メイクアップ製品による皮膚の病変部の隠蔽は、手術後の瘢痕に対しても行われ、患者のＱＯＬ向上が示されている。メイクアップ製品は、皮膚疾患を持った患者や治療後の患者がよりよく生きるための手段として用いられる。

8　おわりに

薬剤投与の対象となる皮膚疾患に、医師はそれぞれの患者の病状を勘案し、薬理学的な考察で有効とされる投薬をする。しかし、正常人といえる人達においても、皮膚疾患を有する患者と同様の機序で皮膚の変化や病変を生じてきてはいても、病的状態と言える程にひどくはなく、社会生活を送る上で、さほど無理とは言えない場合は、十分ありうる。そうした場合に、薬剤を用いた皮膚科学的治療を行わずとも、化粧品を日々塗布することで十分に対処できる皮膚の変化も多い。しかし、時に化粧品による接触皮膚炎などの皮膚トラブルもまた経験する。

皮膚科医が治療する対象の皮膚疾患患者においても、皮膚の汚れを落とし清潔に保ち、皮膚の乾燥があれば保湿を行う日々のスケンケアは必要とされる。メーカーには、皮膚疾患を有する患者にも安全に使うことができる質の高いスキンケア製品を供給してくれるよう望む。メイクアップ製品は、健康な女性を彩るだけのものでなく、皮膚病変のカムフラージュを行うことにも用いられ、皮膚疾患を持つ患者のＱＯＬ向上に寄与している。

ここでは皮膚科医としての立場に立って、そのような様々なスキンケア製品について述べてみた。

参考文献

1. Kolbe, L., A.M. Kligman, V. Schreiner, et al., Corticosteroid-induced atrophy and barrier impairment measured by non-invasive methods in human skin. Skin Res Technol, 2001. 7(2): p.73-7.
2. Ljubojeviae, S., A. Basta-Juzbasiae, and J. Lipozeneiae, Steroid dermatitis resembling rosacea: aetiopathogenesis and treatment. J Eur Acad Dermatol Venereol, 2002. 16(2): p.121-6.
3. Hara, M., K. Kikuchi, M. Watanabe, et al., Senile xerosis; Functional, morphological, and biochemical studies. J Geriatr Dermatol, 1993. 1(3): p.111-120.
4. Aoyama, H., M. Tanaka, M. Hara, et al., Nummular eczema: An addition of senile xerosis and unique cutaneous reactivities to environmental aeroallergens. Dermatology, 1999. 199(2): p.135-9.
5. Watanabe, M., H. Tagami, I. Horii, et al., Functional analyses of the superficial stratum corneum in atopic xerosis. Arch Dermatol, 1991. 127(11): p.1689-92.
6. Grimalt, R., V. Mengeaud, and F. Cambazard, The steroid-sparing effect of an emollient therapy in infants with atopic dermatitis: a randomized controlled study. Dermatology, 2007. 214(1): p.61-7.
7. Hanifin, J., A.K. Gupta, and R. Rajagopalan, Intermittent dosing of fluticasone propionate cream for reducing the risk of relapse in atopic dermatitis patients. Br J Dermatol, 2002. 147(3): p.528-

37.
8. Schmitt, J., L. von Kobyletzki, A. Svensson, et al., Efficacy and tolerability of proactive treatment with topical corticosteroids and calcineurin inhibitors for atopic eczema: systematic review and meta-analysis of randomized controlled trials. Br J Dermatol, 2011. 164(2): p.415–28.
9. Simpson, E.L., J.R. Chalmers, J.M. Hanifin, et al., Emollient enhancement of the skin barrier from birth offers effective atopic dermatitis prevention. J Allergy Clin Immunol, 2014. 134(4): p.818–23.
10. Horimukai, K., K. Morita, M. Narita, et al., Application of moisturizer to neonates prevents development of atopic dermatitis. J Allergy Clin Immunol, 2014. 134(4): p.824–830 e6.
11. Du Toit, G., Y. Katz, P. Sasieni, et al., Early consumption of peanuts in infancy is associated with a low prevalence of peanut allergy. J Allergy Clin Immunol, 2008. 122(5): p.984–91.
12. Lack, G., Epidemiologic risks for food allergy. J Allergy Clin Immunol, 2008. 121(6): p.1331–6.
13. Tabata, N., K. O'Goshi, Y.X. Zhen, et al., Biophysical assessment of persistent effects of moisturizers after their daily applications: evaluation of corneotherapy. Dermatology, 2000. 200(4): p.308–13.
14. Kikuchi, K. and H. Tagami, Noninvasive biophysical assessments of the efficacy of a moisturizing cosmetic cream base for patients with atopic dermatitis during different seasons. Br J Dermatol, 2008. 158(5): p.969–78.
15. Gupta, A.K. and K.A. Nicol, Ciclopirox 1% shampoo for the treatment of seborrheic dermatitis. Int J Dermatol, 2006. 45(1): p.66–9.
16. Buechner, S.A., Multicenter, double–blind, parallel group study investigating the non–inferiority of efficacy and safety of a 2% miconazole nitrate shampoo in comparison with a 2% ketocon–

azole shampoo in the treatment of seborrhoeic dermatitis of the scalp. J Dermatolog Treat, 2014. 25(3): p.226–31.

17. Pierard–Franchimont, C., V. Goffin, J. Decroix, et al., A multicenter randomized trial of ketoconazole 2% and zinc pyrithione 1% shampoos in severe dandruff and seborrheic dermatitis. Skin Pharmacol Appl Skin Physiol, 2002. 15(6): p.434–41.
18. Gilchrest, B.A., Skin aging and photoaging: an overview. J Am Acad Dermatol, 1989. 21(3 Pt 2): p.610–3.
19. Kligman, A.M., G.L. Grove, R. Hirose, et al., Topical tretinoin for photoaged skin. J Am Acad Dermatol, 1986. 15(4 Pt 2): p.836–59.
20. Kikuchi, K., T. Suetake, N. Kumasaka, et al., Improvement of photoaged facial skin in middle–aged Japanese females by topical retinol (vitamin A alcohol): a vehicle–controlled, double–blind study. J Dermatolog Treat, 2009. 20(5): p.276–81.
21. Kligman, A.M. and I. Willis, A new formula for depigmenting human skin. Arch Dermatol, 1975. 111(1): p.40–8.
22. Breathnach, A.S., Melanin hyperpigmentation of skin: melasma, topical treatment with azelaic acid, and other therapies. Cutis, 1996. 57(1 Suppl): p.36–45.
23. Ortonne, J.P., Retinoid therapy of pigmentary disorders. Dermatol Ther, 2006. 19(5): p.280–8.
24. Mills, O.H., M.C. Criscito, T.E. Schlesinger, et al., Addressing Free Radical Oxidation in Acne Vulgaris. J Clin Aesthet Dermatol, 2016. 9(1): p.25–30.
25. Leyden, J., Recent advances in the use of adapalene 0.1%/benzoyl peroxide 2.5% to treat patients with moderate to severe acne. J Dermatolog Treat, 2016. 27 Suppl 1: p.S4–S13.
26. Olsen, E.A., M.S. Weiner, E.R. Delong, et al., Topical minoxidil in early male pattern baldness. J

Am Acad Dermatol, 1985. 13(2 Pt 1): p.185–92.

27. Fesq, H., K. Brockow, K. Strom, et al., Dihydroxyacetone in a new formulation—a powerful therapeutic option in vitiligo. Dermatology, 2001. 203(3): p.241–3.
28. Suga, Y., A. Ikejima, S. Matsuba, et al., Medical pearl: DHA application for camouflaging segmental vitiligo and piebald lesions. J Am Acad Dermatol, 2002. 47(3): p.436–8.
29. Rajatanavin, N., S. Suwanachote, and S. Kulkollakarn, Dihydroxyacetone: a safe camouflaging option in vitiligo. Int J Dermatol, 2008. 47(4): p.402–6.
30. Tanioka, M., Y. Yamamoto, M. Kato, et al., Camouflage for patients with vitiligo vulgaris improved their quality of life. J Cosmet Dermatol, 2010. 9(1): p.72–5.
31. Hayashi, N., M. Imori, M. Yanagisawa, et al., Make-up improves the quality of life of acne patients without aggravating acne eruptions during treatments. Eur J Dermatol, 2005. 15(4): p.284–7.
32. Holme, S.A., P.E. Beattie, and C.J. Fleming, Cosmetic camouflage advice improves quality of life. Br J Dermatol, 2002. 147(5): p.946–9.
33. Seite, S., P. Deshayes, B. Dreno, et al., Interest of corrective makeup in the management of patients in dermatology. Clin Cosmet Investig Dermatol, 2012. 5: p.123–8.
34. 神田吉弘.，化粧品および化粧品原料ガイド．1 ed. 化粧品科学ガイド．2007：フレグランスジャーナル社．（監修：田上八朗，杉林堅次，能崎章輔，宿崎幸一，神田吉弘））pp.162–240.

第 4 章

スキンケアサイエンスの進化と今後の発展

細井純一
小山純一
尾澤達也

化粧は、美はもちろん、威厳や神格を表すものとして生まれたものと考えられる。その化粧は、材料、社会構造の変化、生活環境の変化に応じて変化してきた。さらに、計測・解析技術の急速な進歩は、化粧品研究を加速化している。ここでは、化粧品の本来の目的に立ち返り、皮膚の機能を確認した上で、化粧品科学の新たな方向性を俯瞰する。

1　化粧品科学が取り扱う内容

化粧は、威厳や美をアピールする手段として生まれた。王や統治者、宗教者たちは、大勢の人々の前で、遠くからでも異彩を放つようなメイクを行った。エジプトのツタンカーメン大王の墓から発掘された化粧容器には、軟膏のような物が残っており、スキンケアあるいは、化粧下地として使われたのではないかと考えられている。クレオパトラは、ミルクと蜂蜜の入った湯で入浴し、鴨の油で延ばした鉱物・金属由来の色素粉でメイクした。数千年前から数百年前までの長きにわたって、このような植物の粗抽出物や、鉱物がそのまま使用されていたと考えられる。アレルギーや炎症などの皮膚反応にとどまらず、さらには全身の中毒症状等、様々なトラブルが起こっていたことであろう。

化粧品科学とは、化粧品を単独で考えるのではなく、それを塗布する皮膚、それを使う人間との関係性から解析する学問である。近代の皮膚科学は、化粧品の安全性担保から始まった。生産・流通手段の発達に伴い、大量に化粧品が出回ると、問題があった際には健康被害が拡大する。当初は、実験動物を用いて、傷害のモデル系を作って検査を行っていた。しかし、動物愛護の考え方が広まって以降、試験系は、細胞レベル、遺伝子レベルへの移行の必要性に迫られた。大量のサンプルの処理、大量のデータの解析の技術的な進歩がその要請に応え、各種検査法が確立されようとしている。たとえば、アレルギー反応の感作能を判定する試験に関しては、マウスを用いた局所リンパ節でのT細胞の増殖を測定する試験、モルモットの炎症反応を見る試験が行われていたが、試験成分が直接蛋白と結びつく能力を判定するＤＰＲＡ法、さらには、樹状細胞株であるＴＨＰ－１細胞を用いて、抗原提示に必要な分子の発現を指標としたｈＣＬＡＴ法が開発されてきた（図１）。これは、一般の皮膚免疫学の進歩と共に進化していくものと考えられる。

　薬剤の浸透性や刺激応答性は、ヒトや動物の組織を用いて行われていたが、皮膚モデルの開発・市販化によって、少しでもヒトの皮膚に近い状態で、検査できるような状況になってきた。生体類似の人工膜や人工器質は、キトサンやフィブリンなど、火傷や創傷の治療補助材料として発展が続いている。これらを利用して、さらにヒト皮膚に近い皮膚モデルが開発され、薬剤の刺激応答性や浸透性が、簡便かつ迅速に判定されるようになると期待される。

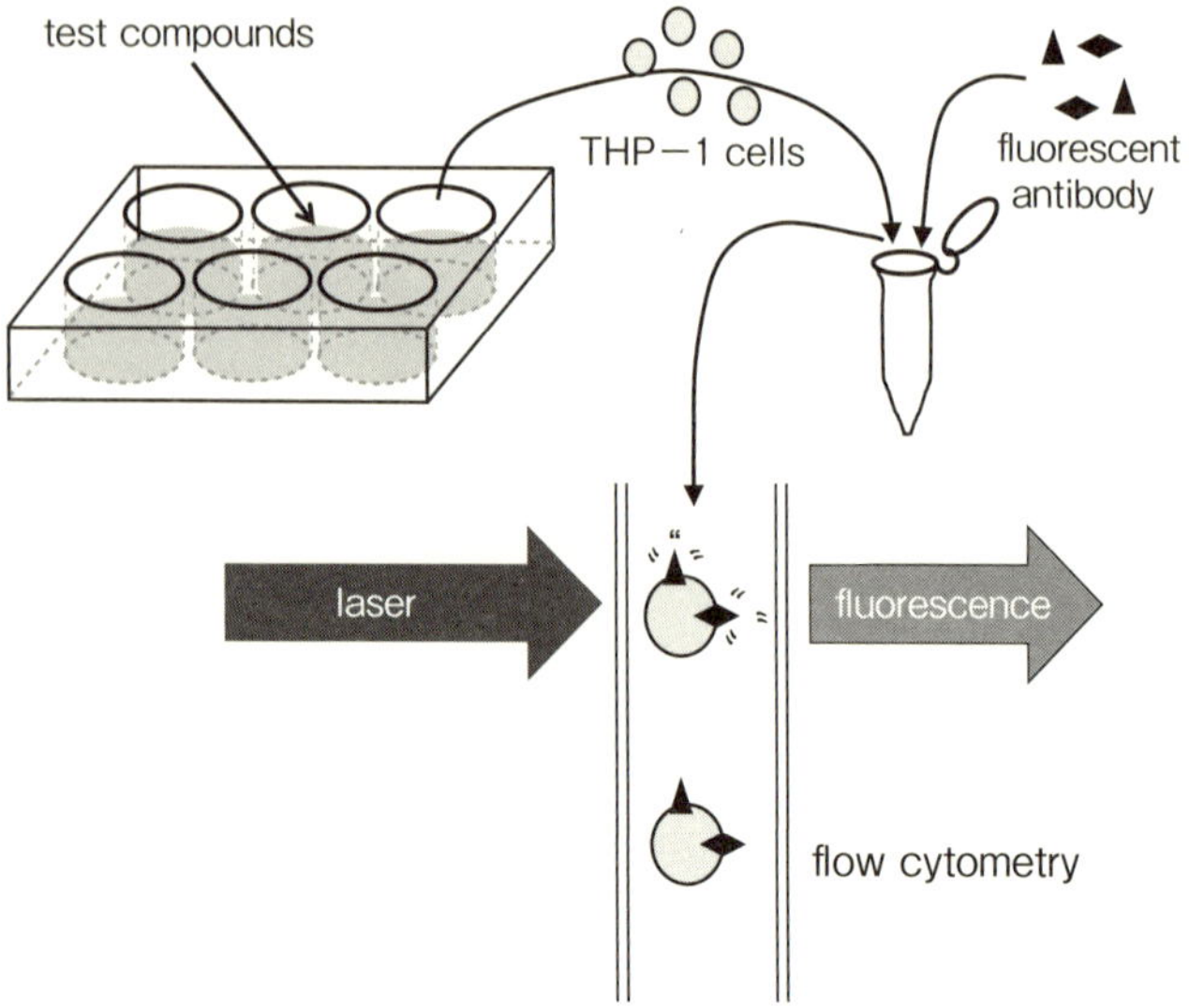

図１　感作性試験（hCLAT）
ヒト単球細胞株（THP－1）を被験試薬で処理し、活性化マーカーに対する蛍光抗体で染色し、フローサイトメーターで解析する。

遺伝毒性や生殖毒性に関しては、細菌あるいは哺乳類の培養細胞を用いて、ＤＮＡの突然変異や染色体異常形成を指標にした方法が採用されてきたが、これらの困難な検査法に関しても、挑戦が続いており、動物実験代替法学会（２０１５）でシンポジウムが組まれたりしている。こうした生化学的な手法が進歩する一方で、コンピュータの進歩と共に、大量のデータベースを用いて、化学構造の類似性から、毒性や感作性を判定することも試みられている。これらの方法を組み合わせることにより、精度の高い、毒性判定法が生まれると期待される。

化粧はその後、メイクのみならず、スキンケアとしての機能を持ち始めた。例えば、若い人と高齢者での違いから皮膚の老化につながる経路を特定し、それをブロックするようなスキンケア製品が開発されている。化粧にはシワやシミといった肌トラブルや皮膚の老化を改善する能力があることが、化粧品科学によって明らかにされてきているからだ。しかし、こうした機能を持つ化粧品を実際に開発するためには、皮膚はどのような構造で、どのような機能を有しているのかという解剖学的、生化学的なアプローチが必要である。このような化粧品科学のアプローチは、基礎的皮膚科学の発展を取り入れながら、今後も続くと考えられる。

基礎科学の領域では、観察機器の発展に伴い、マウスの耳で毛髪の発育のサイクルを追うことができるようになり、また皮膚免疫の分野では、京都大学の椛島らを筆頭として、蛍光物質でラベルされた免疫細胞をもつトランスジェニックマウスの皮膚を非侵襲的に観察することによって皮膚の免疫反応の様子をインビボで明らかにすることが試みられている（図2a）。慶応大学の天谷らは、タイトジャンクションの立体的観察により、ケラチノサイトの角化の仕組みの数理モデル的な解析を試みている。このような知見や観察手法のヒト皮膚への適用が、化粧品科学を大きく進歩させるであろう。

また、若い人と高齢者から得られた、画像を含む大量の各種計測データを総合的・網羅的に解析することにより、これまで見いだせなかった因子を見いだすことができるようになってきた。遺伝子発現の変化を網羅的に解析するトランスクリプトームの技術自身もｃＤＮＡアレイから、より感度のよいＲＮＡ配列解析へと発展している。

さらに、産生されるタンパク質を網羅的に比較するプロテオームや、染色体やＤＮＡのメチル化を解析するエピジェネティクス、遺伝子の変異を解析する一塩基多型（ＳＮＰ）解析法の技術も進歩し、以前より低いコストで行えることができるようになったため、化粧品科学でも応用されるようになった。肌診断の分野である。これらの手法を利用することにより、これまでは予想しなかった反応経路が注目されるようになり、またパーソナルなケアを実現できるであろう。

さて、化粧品科学が目指すものは何であろうか？　化粧品科学の目的とは、美の創造・維持を通じて、人々に健康をもたらすことである。ＷＨＯでは、健康を次のように定義している。

Health is a state of complete physical, mental and social well-being and not merely the absence of disease or infirmity.

健康とは、病気でないとか、弱っていないということではなく、肉体的にも、精神的にも、そして社会的にも、すべてが満たされた状態にあることをいう。

化粧品科学は、化粧を通じて、人々が社会の中で安寧な生活を送ることができるようにするための科学である。スキンケアの有用性については、経表皮水分蒸散量（ＴＷＬ）や皮膚の粘弾性などの物理的な測定法に加え、生化学、遺伝子工学的な手法を取り込んだ評価法によって証明されてきた。

さらに、化粧品の香りや使用感が、心理的な好影響をもたらし、翻って、その心理状態が肌状態に影響することもわかってきた。化粧品が、究極の目的を果たしていることが実証されたわけである。それらの研究の元になったのは、細井らが１９９３年に『ネイチャー』誌に発表した、皮膚の免疫細胞は神経線維と接触しており、皮膚も中枢とつながっているとする論文である（図３）。この発見は、患者の皮膚疾患の状態は患者が精神的なストレスを受けた時に悪化するという現象を説明するものの一つとして、皮膚科医らに注目された。後にハーバード大学のオサリバンらのグループは、これをＮＩＣＥ（Neuro-Immuno-Cutaneous-Endocrionology）理論として提唱した。これを一つの契機として、皮膚は中枢を含む全身の影響を受け、逆に皮膚の状態は、全身に影響するという考え方が普及した。

先進国の間では、アトピーの患者数が増加しており、幼少の患児は、管理が難しく、生育に支障をきたす。さらに、成人の重症患者も増えつつあり、根治の治療法が見いだされておらず、症状の改善・再燃抑制が図られているのみである。産・官・学の共同プロジェクトの一環として、安藤および、皮膚の生物工学の権威者である田上によって2001年に開始されたプロジェクト「アトピー性皮膚炎のスキンケアによる発症予防に関する研究」では、産・官・学の研究者がタスクフォースを組んで、活発な研究が推進され、スキンケアは、アトピー皮膚炎性の治療補助にも貢献できることが示された。最近では、新生児期からのスキンケアを実施することにより、その後のアトピーの発症を低下させた試験結果も報告されている。

これらの研究結果は、幼少期からのスキンケアの重要性を示唆している。アトピーは、皮膚炎のみでなく、喘息や鼻炎にも移行し、その進行はアトピーマーチと呼ばれている。幼少期のスキンケアは、こうした全身疾患の予防にも有用であると考えられる。

一方で、日本を筆頭として、先進国では高齢化が進み、認知症が社会問題となっている。化粧には、高齢者を活性化する力があるということが検証され始めている。池山は、経済産業省「平成26年度健康寿命延伸産業創出推進事業」の委託事業の一環としてこの研究に取り組み、2015年8月25日、「高齢者と社会をつなぐ化粧の役割　～高齢期のＱＯＬを支える化粧のちから～」について講演を行い、これまでの化粧療法研究成果を基にして、化粧や身だしなみには、高齢者と地域をつなぐ可能性が期待できることを伝えている。このように、化粧は、一生にわたって人々の健康に貢献できるものであり、その可能性を最大限に引き出すものが、化粧品科学である。

2　化粧品科学の発展を助ける技術

化粧品科学が主たる解析対象とする皮膚の構造を知るために、また生理機能を解明し、加齢による変化を捉えるために様々な技術が開発され、あるいは、他領域から導入されてきた。科学の進歩と、技術の発展とは、二重らせんである。

皮膚を「見る」技術の進歩は、今後、ヒトの皮膚の内部を非侵襲的に観察することを可能にするであろう。これまでビデオマイクロスコープで皮膚表面を拡大してみることは可能だったが、皮膚の内部構造は、超音波診断装置で大まかに見ることしかできなかった。皮膚のような薄い臓器は、機器の解像度を上げても見ることが難しかった。そのような状況から、多光子顕微鏡などで、自家蛍光を利用して内部構造の観察を行う競争が始まった。光コヒーレントトモグラフィー（ＯＣＴ）の開発により、皮膚の深部を観察できるようになった。さらにコラーゲンのみの情報を抽出して観察することが、第二次高周波発生原理（ＳＨＧ）を用いた顕微鏡で可能となった。ラマン法は、主に物質の皮膚への浸透を判定するための技術として用いられてきたが、その発展としての誘導ラマン法やコヒーレント反ストークスラマンによって、分子構造の違いによる成分を、短時間で、画像として見ることが可能となり、細胞の種類や分化状態の判別への利用を目指して、開発が進んでいる。江川らは、実際にケラチノサイトの分化状態やランゲルハンス細胞を観察できる可能性を報告している。このような機器が実用化されれば、ヒトの皮膚を、体に付いたまま、経時的に観察することが可能となり、皮膚の内部で起こっている各種刺激に対する応答反応や薬剤の作用機序を一目瞭然で解明することができる（図２ｂ）。

現在のバイオ研究は、細胞、あるいは皮膚モデル、組織の器官培養系を用いて行われることが多いが、そこから生体への外挿には限界がある。やはり生体内での細胞の動きを直接見

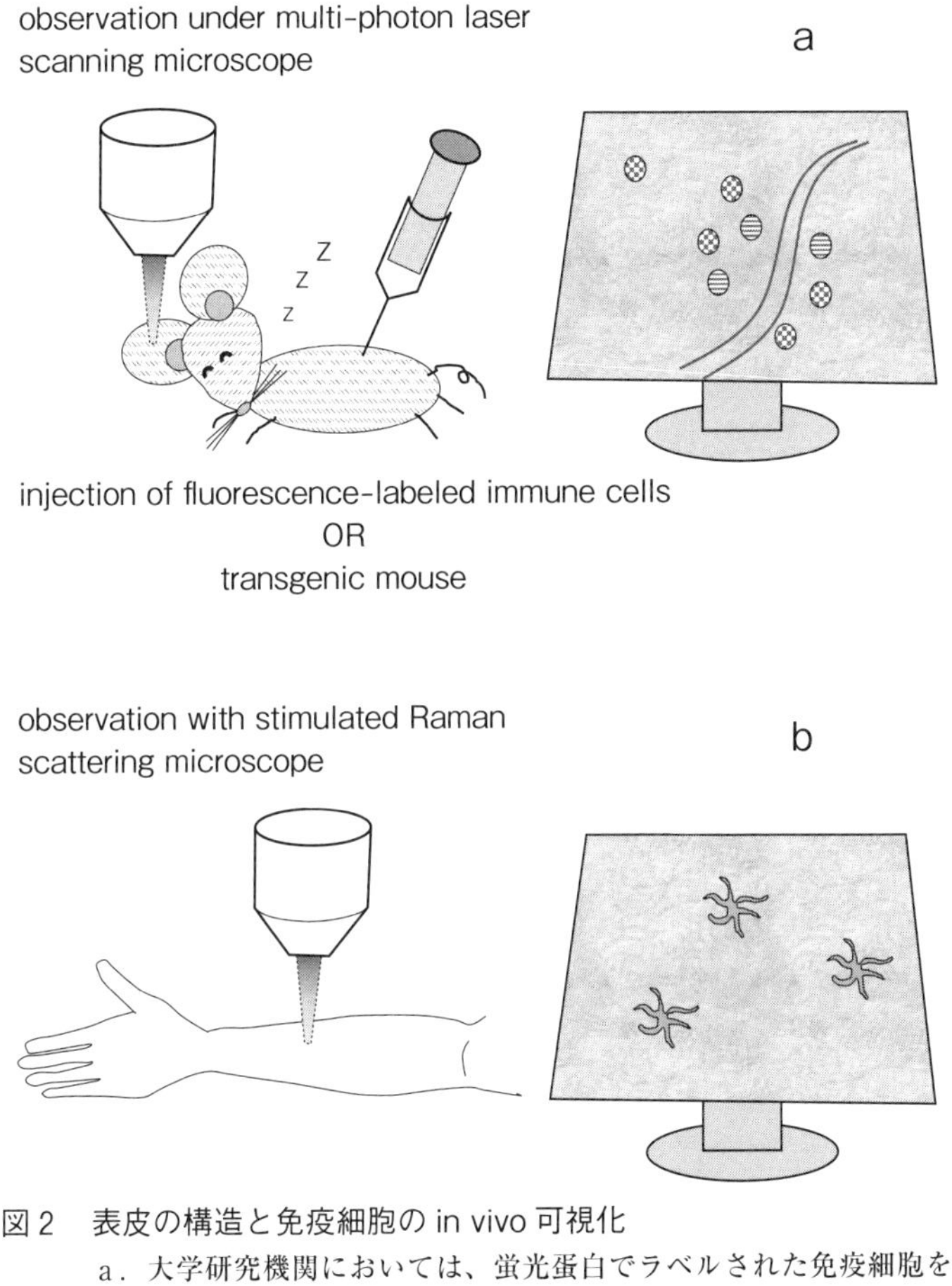

図2　表皮の構造と免疫細胞の in vivo 可視化

a．大学研究機関においては、蛍光蛋白でラベルされた免疫細胞を導入したマウスの耳を用いて、多光子顕微鏡による観察が行われている。

b．誘導ラマン法の最近の進歩により、近い将来、ヒトの皮膚中の細胞の構造や免疫細胞を in vivo で観察できるかもしれない。

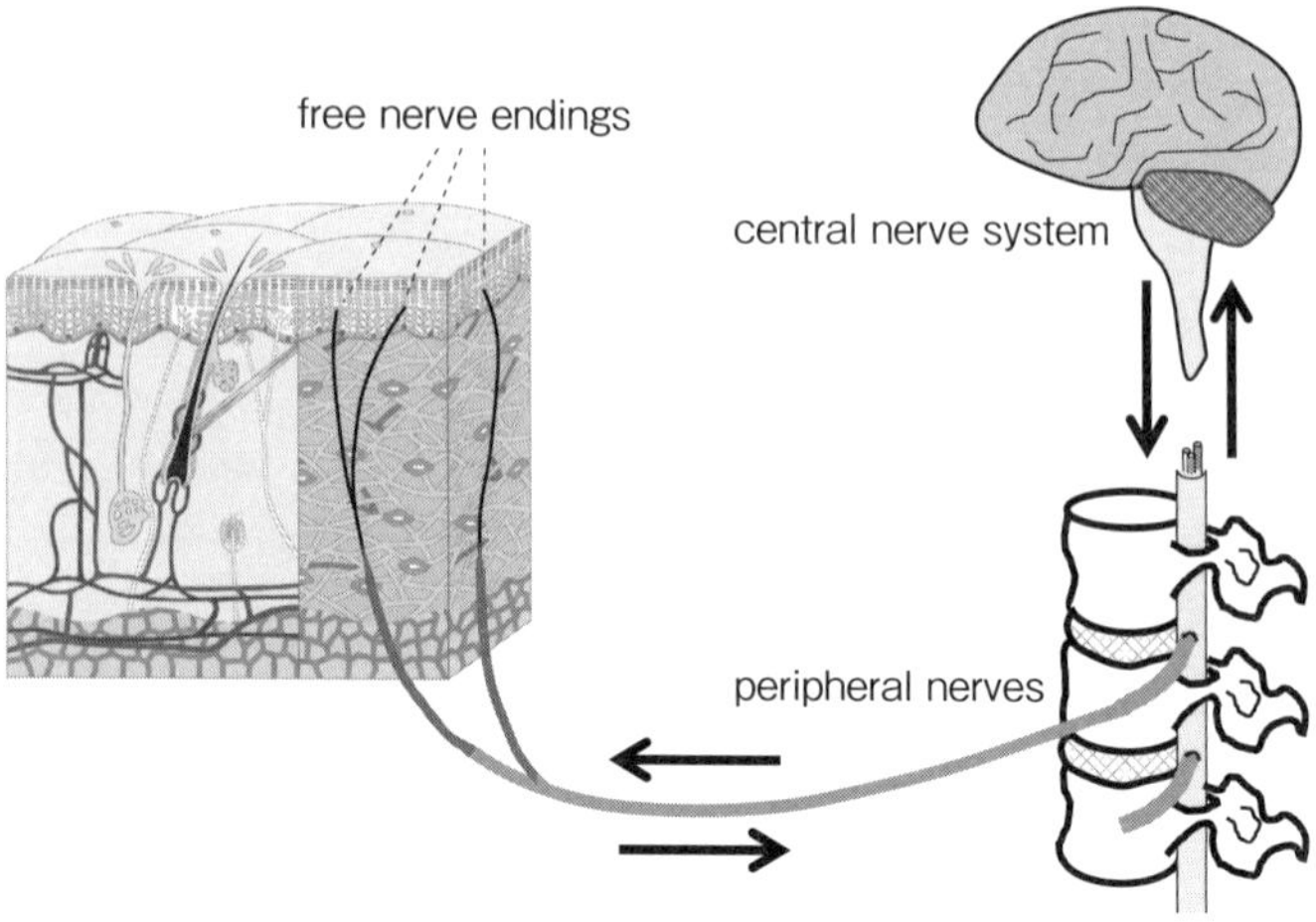

図3　神経線維と表皮ランゲルハンス細胞との接触の発見
解剖学的及び機能的な自由神経終末とランゲルハンス細胞との接触が発見され、心と肌の関連性に興味がもたれた。

たい。遺伝子ベクター、導入法が発達し、一方では、下村らのノーベル賞受賞の対象となった緑色蛍光タンパク質等の蛍光物質がどんどん開発されている。これらの技術を応用し、学術研究機関では、各種蛍光色素でラベルした免疫細胞の動向をマウスの耳で、生きたままの状態で観察することにより、新たな免疫的反応経路を発見している（図2a）。

遺伝子改変に関しては、特定遺伝子の発現を抑制できる技術（siRNA）や、必要な時に遺伝子を発現させる技術（inducible transgene）、さらには、ジフテリア毒素の受容体を導入して、特定の遺伝子を発現する細胞を消滅させる技術な

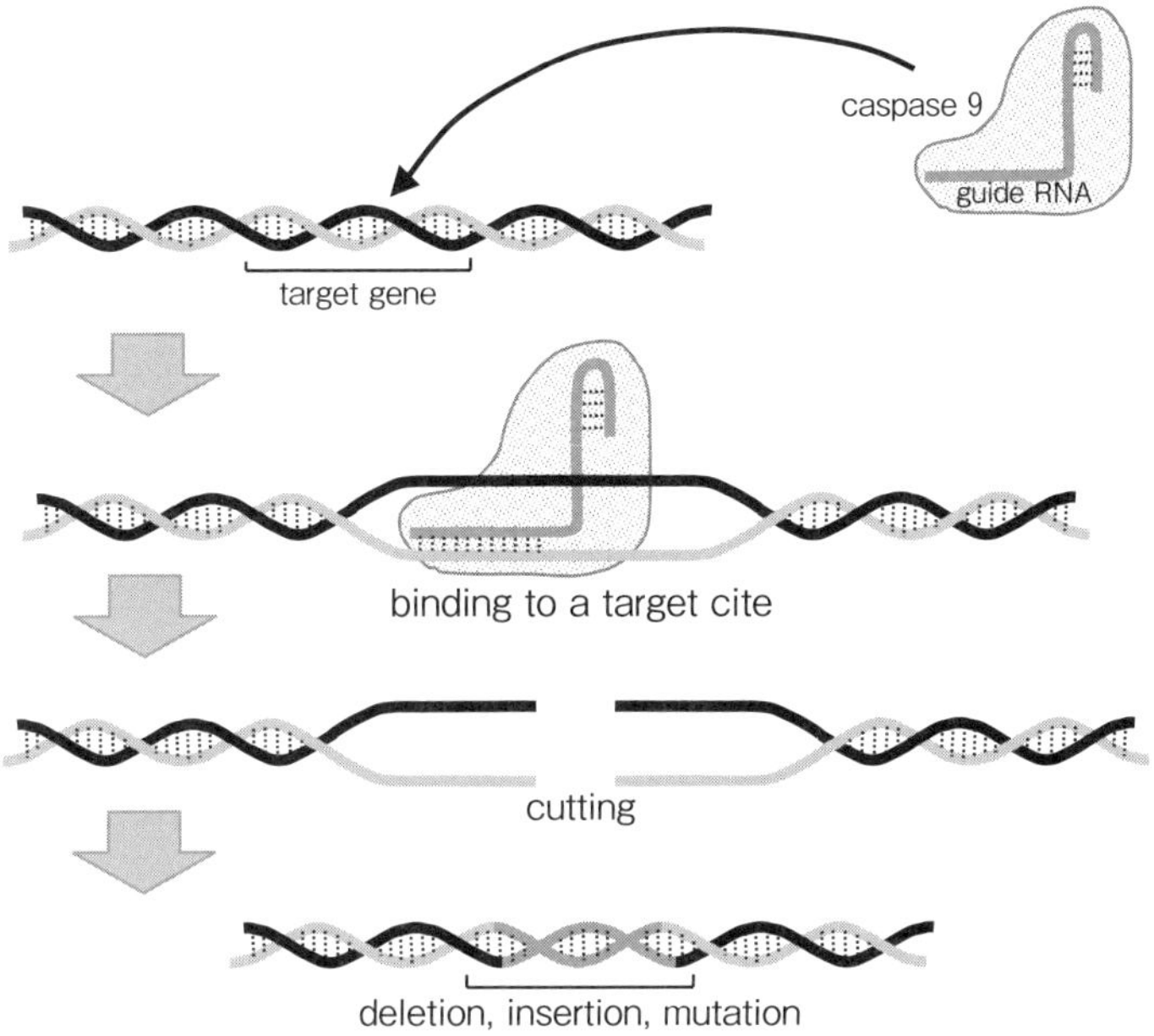

図４　ゲノム編集
標的 DNA の配列に相同な RNA をコードするベクターと DNA 切断酵素（Cas9）を卵細胞あるいは哺乳類細胞に導入する。複合体は、標的遺伝子に結合し、特定遺伝子の欠損・挿入・変異を形成する。

どの技術が普及してきた。しかしこうした技術では、作成した遺伝子を細胞の遺伝子の特定の部位に入れるのは困難であった。この問題を解決する方法が、つい最近発表され、注目されている。これはゲノム編集と呼ばれる方法で、人工ヌクレアーゼを用いて、短時間に遺伝子の変異を持った細胞・動物を作製することを可能にする画期的な技術である（図４）。試薬メーカーが、競って実用化を進めているので、化粧品科学においても、有用なツールとなるであろう。

最近ではヒトの初代培養細胞を用いた実験系の重要性が増している。試薬メーカーは、こぞって初代培養細胞や幹細胞を維持するための培養液を生産し、血清を含まない合成培地も市販されている。これらの培養液の使用により、以前よりも容易に初代培養皮膚細胞を増やすことが可能となった。ただ、これらの培養液は、増殖を最大限に高めることを指標にして開発されているため、果たして体内の生理環境を反映しているかどうか疑問が残る。増殖させた後に、生理環境に近い条件におき、目的とする実験を行うような工夫が望まれる。

3 皮膚の機能

化粧品科学は、皮膚を主たる対象として解析を行う。皮膚は、全身の健康を維持するために欠かせない存在であるため、皮膚の機能が低下すると、皮膚自体の状態の悪化にとどまらず、全身の健康の悪化を招く。スキンケアによって、皮膚機能の低下を改善できれば、全身の健康にもつながることになる。

色白の餅肌であること、あるいは逆に小麦色の健康そうな肌であることは、異性の誘因につながり、ヒトという種の保存に大きく貢献している。エステや化粧は、この機能を亢進さ

表1　皮膚の機能　(主な担当部位)

乾燥防止	(角層)
異物の侵入阻止	(角層)
紫外線の遮断	(メラニン)
異物の排除	(免疫細胞)
知覚	(神経終末)
柔軟性・強度	(真皮)
異物の排泄	(毛、角層、汗腺)
体温調節	(血流、汗腺)
物質の吸収	(毛孔、角層)
異性誘因	(毛、色、匂い)

せようとする手段である。皮膚は、このような美的器官であるばかりでなく、身体全体の健康を守る様々な防衛機能を有している。

皮膚は、防衛器官である。その機能を表1にまとめた。

海から陸へと上がった生物は、乾燥という厳しい環境に適応できるように、細胞・体液の水分を保持するバリア機能を獲得した。バリア機能の主体は、ケラチノサイトの安定した角化であり、ケラチノサイトのターンオーバー（新陳代謝）や角化過程、脂質分泌等に関する研究が行われている。アトピー性皮膚疾患がバリア病であると認識されるようになり、その研究の重要性が高まった。さらに、この過程は、免疫因子や神経因子の影響も受けており、ケラチノサイト単独培養の研究から広がりを見せている。

【バリア機能と保湿】

バリア機能に関しては1970年代にエライアスらによ

り角層細胞と細胞間脂質によるモルタルブロック構造によりバリア機能が発揮されていることが提唱され、今では一般化している。一方で角層中の遊離アミノ酸の保湿効果の重要性も着目され、バークらによって最初に報告された。１９６６年のことである。その後、１９８0年代になってから、堀井らが乾燥肌と遊離アミノ酸の関連を明らかにし、小山らは角層中の遊離アミノ酸の組成変化より肌状態を評価できることを報告した。これらの研究により化粧品の有効性を調べる上で、それまでの物理学的な方法に加え生化学的な評価法が加わったのである。

そして、遊離アミノ酸の研究を通して皮膚の保湿の重要性が実証され、水・油性成分・保湿剤の適正なバランスの組み合わせがスキンケアに重要であることが尾澤らによって提唱された。先駆的研究と相俟って第一世代のスキンケア理論が構築され、スキンケアの原点として定着している（図５）。30年以上前に注目された分野ではあるが、遊離アミノ酸の研究は、その後も着々と進化を続け、最近新たな展開を見せている。

アトピー性皮膚炎は、免疫異常を伴うため、免疫アレルギー疾患と考えられていたが、一部の患者で、フィラグリン遺伝子の変異が見つかって以来、バリア病であると認識されるようになった。フィラグリンが、遊離アミノ酸の供給源であることがわかり、その分解過程が日比野らによって詳細に明らかにされた。プロフィラグリンは、ケラチンファイバーから遊

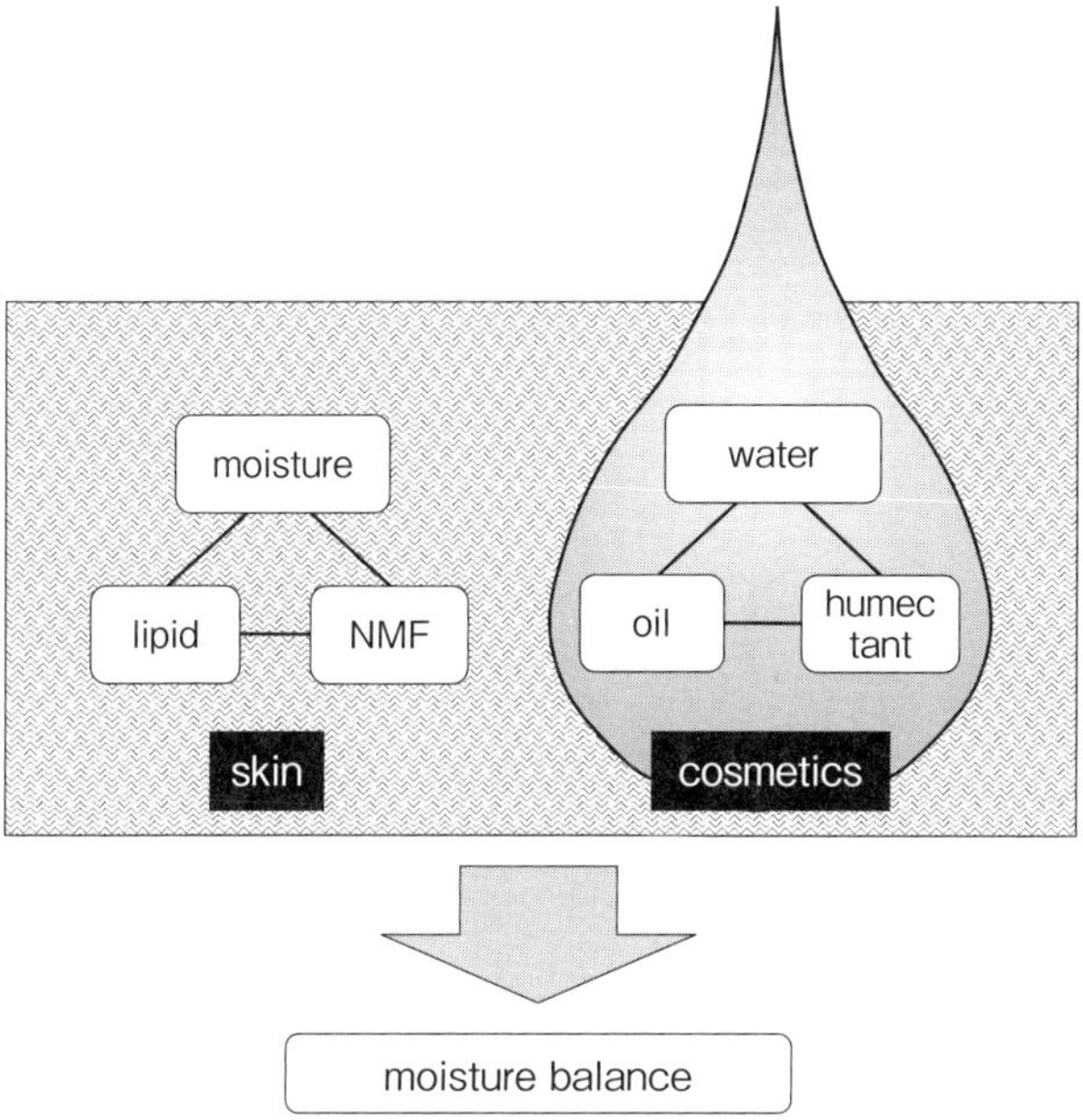

図5　皮膚水分の恒常性維持（モイスチャーバランス理論の概念）

皮膚保湿の恒常性維持機能は、基本的に皮膚（角層）中の水分・脂質・NMF 等で構成維保持されているので、対応して水・油性成分・保湿剤の3つの成分を適正なバランスで処方されるスキンケア化粧品は保湿力維持効果が高い。また、スキンケア化粧品の角層への物理化学的作用が、さらに深部の表皮の保湿に関連するアミノ酸代謝等の生化学的作用を良い方向に誘導し、皮膚全体の保湿の恒常性維持に寄与すると考えられる。これが原点として現在も生きている第一世代のスキンケア理論の考え方である。

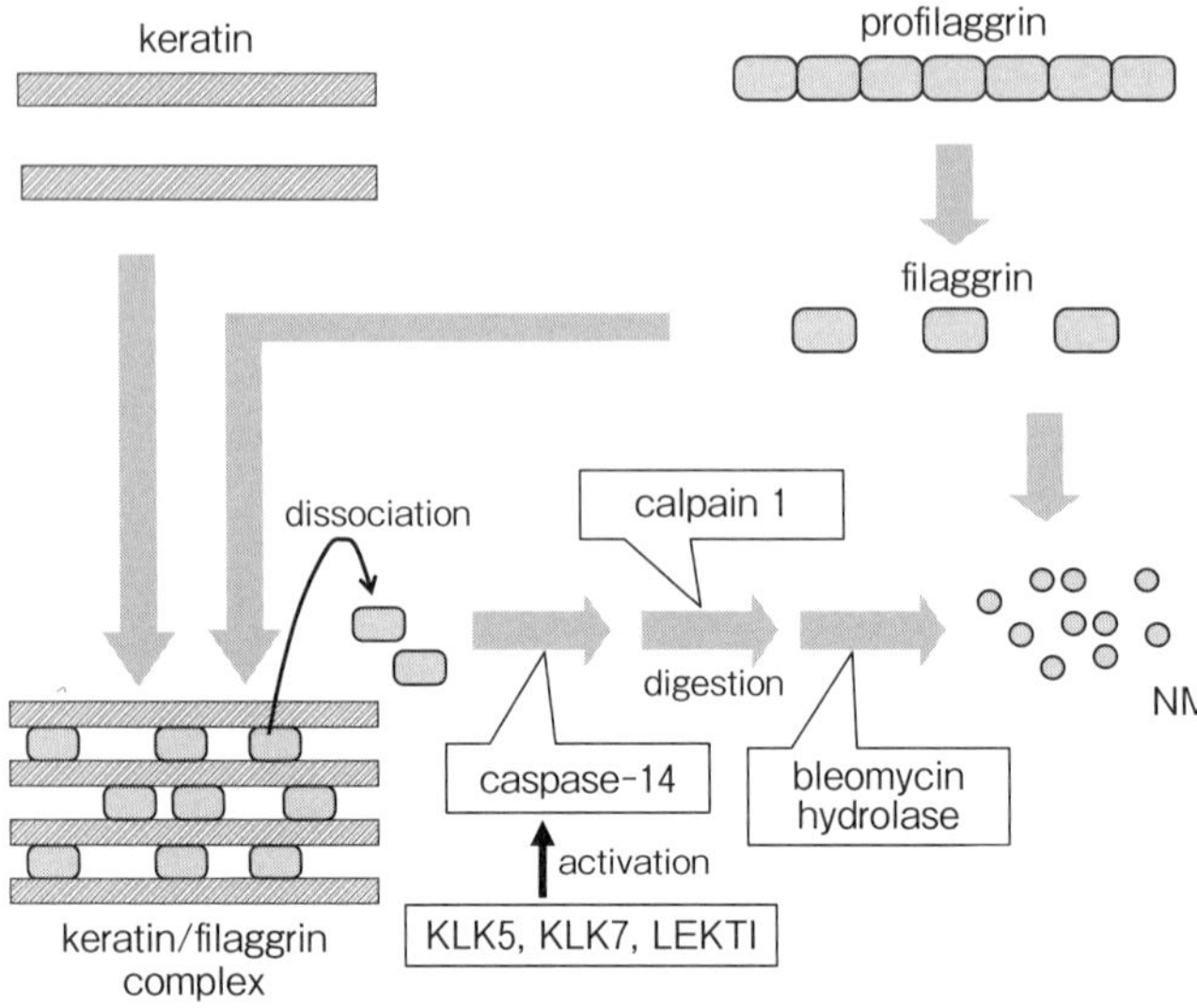

図6　天然保湿因子（NMF）の産生

フィラグリンは、ケラチン線維と結合して、バリアー機能を担う。また、カスパーゼ14、カルパイン、ブレオマイシン水解酵素によって段階的に分解され、最終的にNMFとなる。

離され、シトルリン化されながら、各種の蛋白分解酵素による切断を受ける。そこに登場するブレオマイシンハイドラーゼは、もともと、抗癌剤に抵抗性を示すものとして見いだされ、このような名がついているが、表皮においては、ケラチンファイバーから遊離されたフィラグリン断片をアミノ酸にまで分解する機能を有していることが明らかにされた（図6）。バリア機能、保湿機能における役割が注目され、アトピー性皮膚疾患はもとより、化粧品科学においても新たな対象となるであろう。

アミノ酸には、Ｌ体とＤ体の二つの異性体がある。調味料に使用されるのは、Ｌ－グルタミン酸である。通常、生体内でタンパク質を構成しているのはＬ体であるが、Ｄ体も体内に存在し、さらにＬ体からＤ体に変換する酵素（ラセマーゼ）も見いだされている。東條らは、Ｌ体とＤ体を区別できる分析法を開発し、皮膚にＤ－アミノ酸およびラセマーゼが存在することを見出した。さらに、その中のＤ－アスパラギンは、真皮のコラーゲン線維形成を促進することを突き止めた。Ｄ－アミノ酸は、発酵食品に多く含まれている。飲料によるＤ－アミノ酸の摂取が、皮膚中のＤ－アミノ酸量の増加をもたらすことも実証されており、分析技術の発展を追い風として、化粧品科学は食品へも広がっている。

【角層形成】

角層は、加齢により肥厚することが知られている。皮膚自体は菲薄化する一方で、角層の剥離が遅くなっている。これは、薄くなる皮膚のバリア機能を保つための代償的な反応であろうか。角層の剥離を促し、表皮のターンオーバーを促進することが、化粧品科学の役割である。エゲルートら、小山らはそれぞれ角層剥離に関与するキモトリプシン様、トリプシン様酵素（現在のＫＬＫ－７、ＫＬＫ－５）を同定し、加齢や外部環境の影響を明らかにした。さらにその対応策まで検討した先駆的な研究を行った（図７）。仲西らは、そのトリプシン

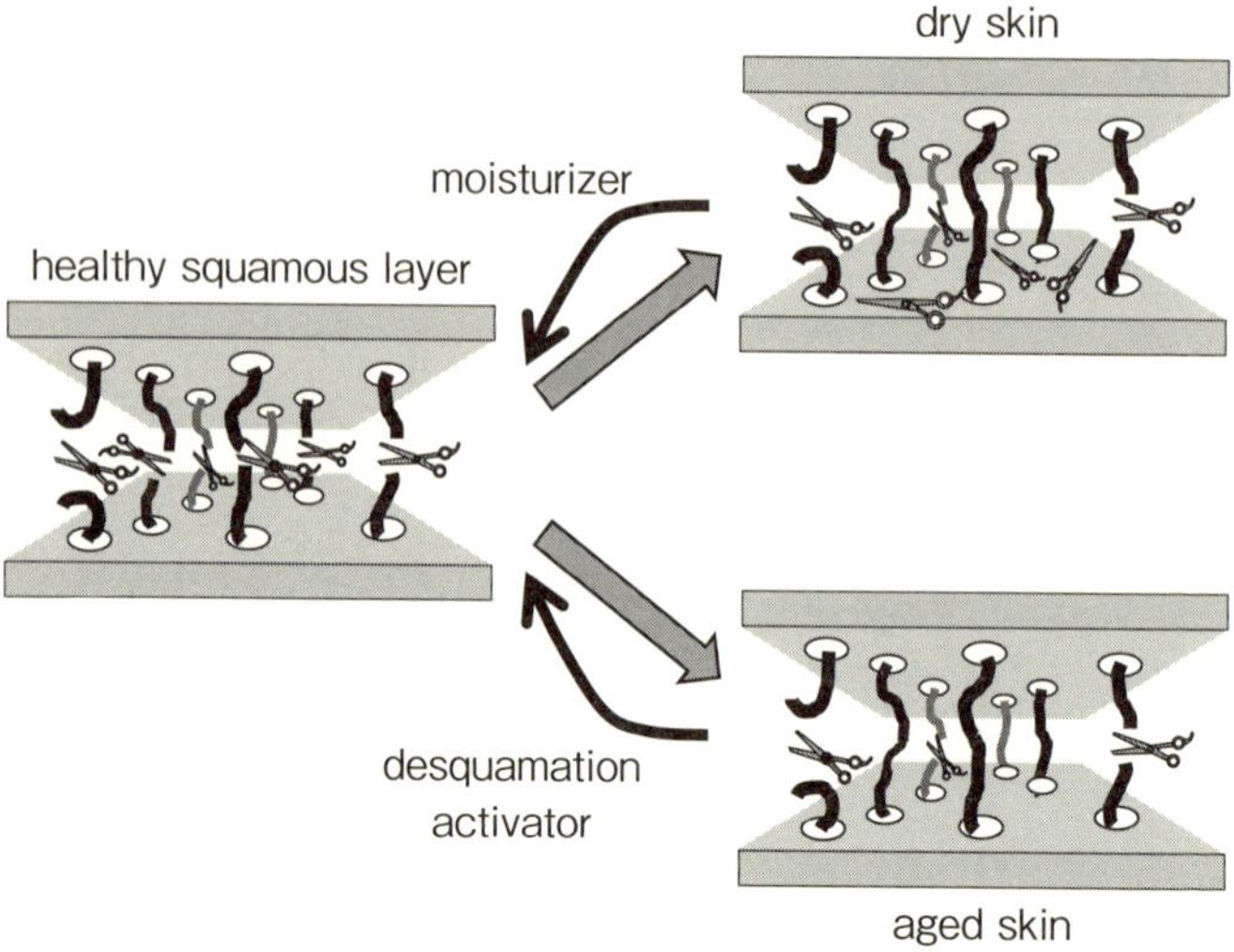

図７　角層剥離不全の改善
角層剥離酵素は、乾燥皮膚では活性が低下し、老化皮膚では酵素量が減少し、結果的に角層の肥厚をきたす。保湿剤や角層剥離促進剤は、障害から回復させ、健康な皮膚を維持する。

様酵素を活性化させるのがエンテロペプチダーゼであることを同定している。剥離に関しては、角層中の蛋白の配向や水分の保持・放出時の変化など未解明な部分も多く、バリア機能を維持しながら剥離酵素が働きやすい環境をいかに作れるかが、今後の重要な課題である。

角層形成が正常に進行した場合には、細胞核が消失して蛋白が充填され、頑丈なバリアが形成されるが、肌荒れ部位では、皮膚表層でも核が残存している。この核の消失メカニズムについても複数の経路がある可能性が日比野らによって報告されている。今後、全体像が明らかにされることが望まれる。角層の形成については、細胞内シグナリングに関する生化学的な解析に加え、蛍光ラベルした皮膚組織の詳細な三次元観察結果を基にして、数理的なモデル化も試みられている。たとえば、天谷らは、タイトジャンクションの構成蛋白に対する抗体で染色した皮膚の立体画像の解析から、角層の形成の順序を明らかにしようとしている。

これらの研究は角層のバリア機能の解明にも通じるものであり、今後は、こうした生化学的情報と、数理的な解析とを融合させながら、生体の中で起こっている現象を解明することになるであろう。

【表皮細胞】

表皮細胞が良好なターンオーバーを示すことが、健康な肌を維持する上で必要である。プラスミン／プラスミノーゲン系が、ターンオーバーを調節し、ドライスキンの発症に関与していることが、北村らにより、１９９５年に見いだされている。

最近では、幹細胞研究が、皮膚においても盛んである。表皮には、表皮幹細胞が存在し、元気なケラチノサイトを供給している。この細胞の維持が、良好なターンオーバーを促すために重要である。表皮の幹細胞は、これまで、毛根のバルジ領域に存在すると考えられていたが、解析マーカーの進歩により、毛孔以外の部位の基底層にも存在することが明らかになってきた。

化粧品科学においては、これらの幹細胞が加齢で減ることを示し、その低下を防ぐことを皮膚老化の予防策としている。しかし、幹細胞自身は、一般的な細胞と異なり、普段は眠っていて、必要なときにのみ、分裂を行うものである。したがって、幹細胞が安心して眠っていられる環境（ニッチ）を整えることが必要である。

表皮幹細胞は、基底膜上に存在している。基底膜は、西山、天野らにより、これまでも化粧品科学上での重要性が謳われてきた。この基底膜成分との接着が幹細胞形質の維持に重要だと考えられている（図8ａ、ｂ）。基底膜の直下には、毛細血管も存在しており、基底膜の維持、健康な血管の維持が幹細胞の維持にとって不可欠である。その相互作用経路の解明、ソルーションの開発が望まれる。

さらに、骨髄幹細胞では、周囲の血管や自律神経との関係が研究され、眠りから覚めて血中に動き始めるスイッチなどが報告されている。皮膚の幹細胞においても、ＮＩＣＥシステムを考慮した、幹細胞ニッチの研究が必要である。

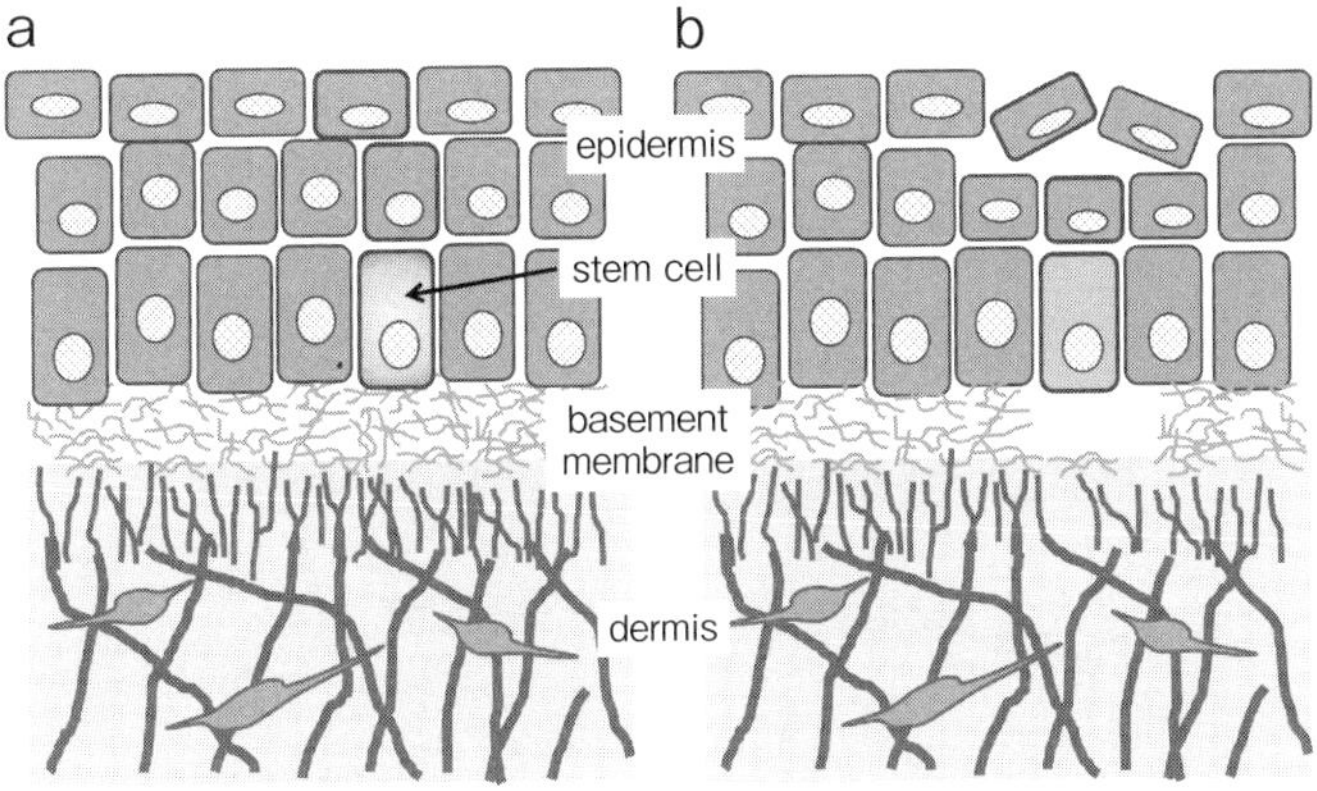

図8　表皮幹細胞ニッチ
表皮基底層に局在するMCSP陽性は、毛孔間表皮幹細胞と考えられている。その幹細胞性質は、その直下の基底膜によって維持されている(a)。一旦基底膜が損傷すると、幹細胞性質を失い、健康な表皮ターンオーバーが乱れる(b)。

【表皮の炎症】

皮膚は、外界からの各種刺激を直接受けている。これらの多様な刺激に対して、個別の反応ではなく、刺激共通に対応する反応御機構があることが明らかになってきた。刺激応答反応因子（danger signal）、あるいは傷害関連分子群（damage-associated molecular pattern：DAMP）と呼ばれる因子が仲介する反応である。最初にdanger signalとして認知されたものの一つが細胞外ATP（アデノシン3リン酸）である。ケラチノサイトは、各種のP2受容体を発現している。一部のケラチノサイトに刺激が加わると、その細胞からATPが放出され、周囲の細胞の受容体に結合して、

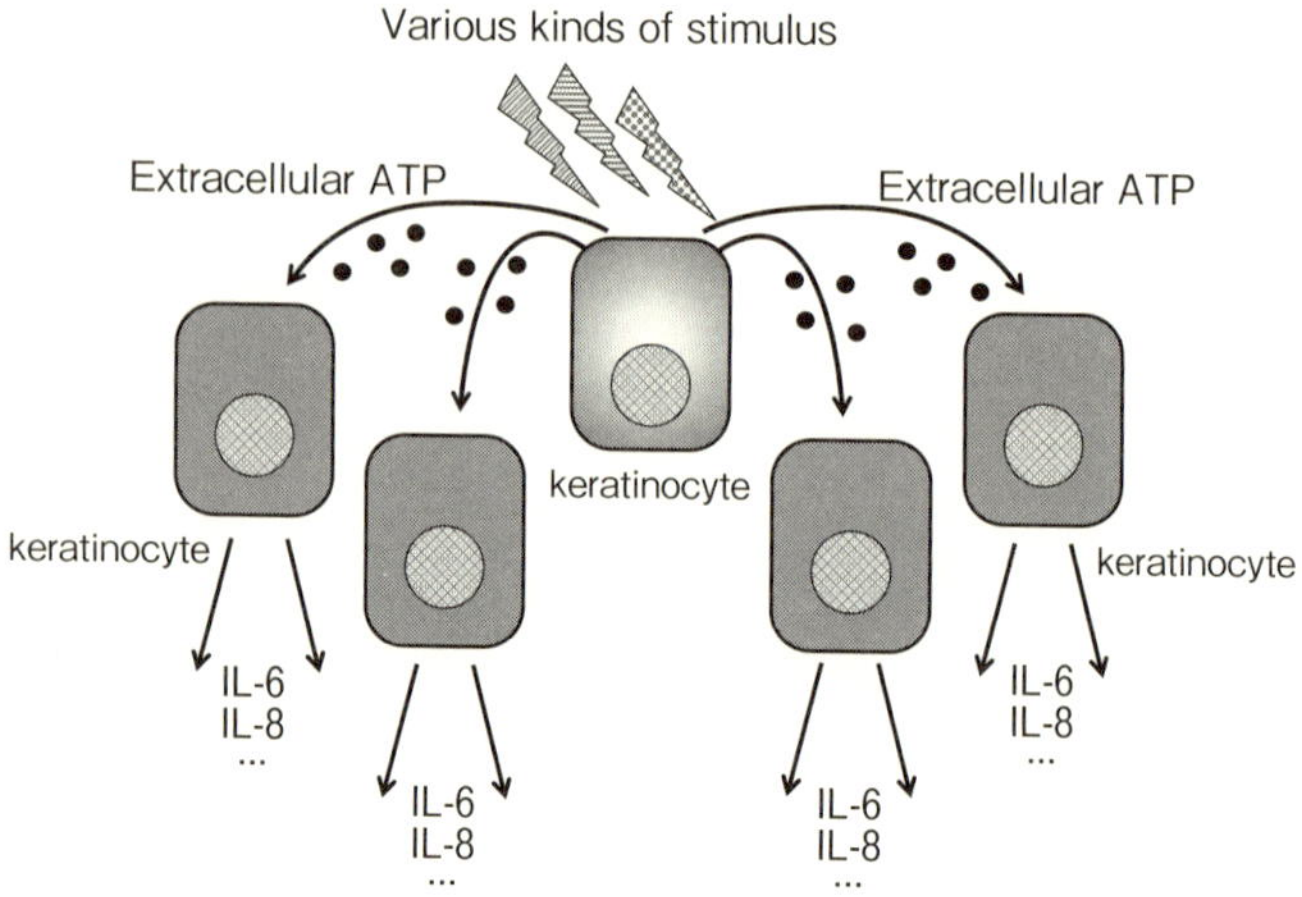

図9　danger signal

各種様々な環境刺激によって表皮ケラチノサイトから細胞外ATPが放出され、周囲のケラチノサイトを刺激し、応答反応が拡大して、炎症性サイトカインが産生される。

反応が拡大する（図9）。井上らは、紫外線による炎症性因子の発現誘導が、細胞外ATP－P2Y受容体の経路を介して起こっていることを報告している。

また、刺激を受けて損傷した細胞からは、S100蛋白や普段は核で働くhigh mobility group box 1 proteinなどのDAMPsが放出される。S100A8、S100A9は、増殖・炎症のポジティブフィードバックをもたらすことも報告されている。さらに、口腔や気道での炎症に関連することが知られていたSCCA1（扁平上皮がん関連抗原1）が、皮膚のバリア損傷時に誘導されることが見いだされ、皮膚の炎症状態との関連に興味がもたれる。

【色素細胞】

表皮に存在するメラノサイトは、色素顆粒を形成するユニークな細胞として、古くから研究が行われていた。視覚的にも大きなインパクトを与えることから、基礎生物学的の一つの領域として、環境に応じて瞬時に色を変える魚類や両生類を用いた研究や、シマウマなどの縞の形成に関する発生学的な検討など、多彩な研究がなされてきた。ヒトにおいても、メラノサイト刺激ホルモンをヒトに注射して、皮膚色の変化を観察したラーナーらの研究を代表として、数々の検討がなされていた。

人々の実際の生活場面では、小麦色の肌から美白へと、人々の好みが大きく変わったことが、化粧品科学における色素研究の転換点となった。アジア系の国々では、美白の概念が定着しているが、欧米では今なお、小麦色の肌の方が健康的であり、またレジャーを楽しめるセレブとの感覚があるため、日光浴が好まれる。しかし、その欧米の国々においても、最近では、紫外線は肌の老化を加速させることが理解され始め、サンケア製品が使用されるようになってきた。

このような状況の中で、化粧品科学は、メラニン合成の律速段階である、チロシナーゼの遺伝子発現、活性調節を出発点として発展してきた。不思議なことに、シミ部位の皮膚切片を観察すると、メラノサイトはそれほど黒くない。周囲のケラチノサイトへとメラニン顆粒を注入し、そのケラチノサイトが、分化して表層へと移動せずに、滞留している像が観察される。

こうした知見から、シミの形成には、メラノサイトの直接の刺激、周囲のケラチノサイトからの刺激、そしてメラニンを有するケラチノサイトの動向、さらには全身のホルモン系が複雑に絡み合っていることがわかり、今なお、シミの形成機構の総合的な解明が待ち望まれている。根本のメラノサイトを麻痺させることが最短のシミ形成抑制ではあるが、ロドデノール配合の化粧品が白斑を惹き起こした経験を踏まえると、正常の機能を失わないようにして、安全性を確保しながら進めなければいけないという難しさがある。

【血管】

表皮には、通常血管は存在しないが、表皮下には血管が走行している。これまで、血管は皮膚の細胞に栄養や酸素を運ぶもの、あるいは深部から表面に熱を運ぶものとしてしか考えられてこなかった。これら脈管系の研究は、体温調節などの関連から、生理学研究で行われてきた。

しかし、紫外線照射時に形成される脆弱な血管・リンパ管からは、水分や白血球が漏れ出して、むくみや微弱炎症につながることが明らかにされてきたことから、化粧品科学においても重要な研究対象となってきている。アペリンに着目した加治屋らの研究は、ソルーションまで考慮された、先駆的な研究である。さらに、最近では、表皮下の血管がモノの輸送のみならず、皮膚の構造維持にも機能しているという知見が出始めている。化粧品科学において、表皮下の血管系の研究の重要性が、益々増している。

【真皮】

真皮中の細胞外マトリックスに関しては、シワの形成・予防の観点から、多くの研究がなされ、線維芽細胞の増殖や、コラーゲン合成の促進／分解酵素の抑制を指標として、多くのスキンケアの薬剤が創出されてきた。こうした直接的な調節以外に、最近では、真皮中の幹細胞の重要性が明らかになりつつある。相馬らの研究により、加齢に伴って、コラーゲン産生細胞の元となる間葉系幹細胞が減少することが実証され、血小板由来の血小板由来増殖因子ＢＢ（ＰＤＧＦ－ＢＢ）が、その現象を抑えることが示された。脂肪組織などにも幹細胞が存在している、皮膚の老化に関する幹細胞の影響を明らかにしていくことが、期待される。

これまでは、化粧品科学の対象は、表皮および、真皮、付属器（毛、爪）であった。しかし、皮膚の観察技術が進歩したこともあり、今後は、もう少し深部、皮下組織の状態に関する研究も盛んになると思われる。

　顔の皮膚組織を採取することは難しいため、顔の皮膚の研究は遅れていた。測定・解析が容易な腕等での研究が多く、イラストや写真で示される皮膚の図の多くは、末梢の部位のものである。表情を作るなど特殊な機能を有する顔の皮膚は、皮膚に直接筋の末端が付着しているなど、他の末梢部位と異なる点が多い。江連らは、顔の皮膚深部の形状を詳細に観察することによって、加齢に伴って楔形構造が減退することが、顔のたるみに大きく関与していることを見いだした。すなわち、加齢すると、皮下の脂肪細胞が肥大化し、マトリックス分解酵素であるMMP9を分泌するようになる。それによって、脂肪組織への真皮の楔構造が壊れ、土台が皮膚を支えきれずに、重力によってたるみが生じるのである。


【全身系】

化粧品科学の以上のアプローチは、いずれも皮膚の局所の反応を解析するものであった。しかし、皮膚は体の一部であり、その変化を解析するに当たっては、全身の機能との関連を考慮することが欠かせない。そのような考え方を明確に打ち出したのは、ハーバード大学のグループである。オサリバンらは、1998年にNICEという概念を発表し、皮膚機能が、全身の免疫系、内分泌系、神経と相互作用を行いながら維持されていると論じた。その理論の元になったのは、皮膚科学総合研究所（Harvard/MGH CBRC）における細井らによる、皮膚の免疫細胞（ランゲルハンス細胞）と神経線維との接触の発見である。ＮＩＣＥの概念は、その年の50の発見の一つとして取り上げられた。

ＮＩＣＥ概念の発表以来、ストレスが皮膚に及ぼす影響やストレス緩和が皮膚に良い効果をもたらすことが皮膚科学、化粧品科学の研究者によって行われてきた。２００６年には、"Stress and Skin" と題したシンポジウムがニューヨークで開かれた。これらの研究から、数多くの神経因子が、様々な皮膚機能に影響することが明らかになり、ＮＩＣＥの考え方が益々重要になってきている。細井らの研究は、化粧品に関しても全身からアプローチする必要がある、さらに全身を通じて改善が期待できると、新たな概念に挑戦する糸口になったと考えられる。最近の神経因子の皮膚機能への関与に関しては、ピーターズらの総説にまとめられている。

神経因子は、ストレス応答系にも関与している。脳で感知されたストレスは、視床下部からのコルチコトロピン放出ホルモン（ＣＲＨ）の放出を促し、その刺激に応答して、下垂体からプロオピオメラノコルチン（ＰＯＭＣ）が分泌される。ＰＯＭＣは、ペプチド合成後、切断されて、副腎皮質刺激ホルモン（ＡＣＴＨ）やメラノサイト刺激ホルモン、βエンドル

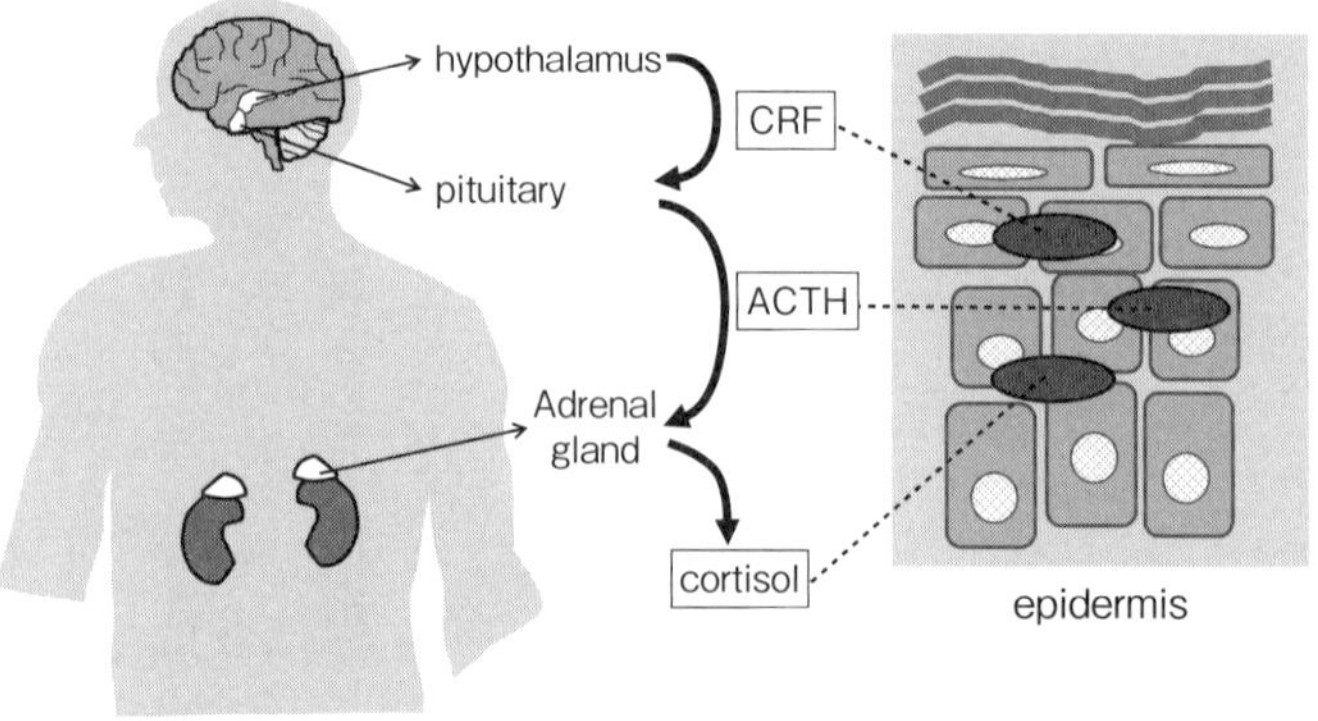

図10　皮膚におけるHPA軸

精神的なストレスは、視床下部（H）からのCRF放出を誘導し、そのCRF刺激によって下垂体（P）からACTHが放出される。ACTHは、副腎（A）でコルチゾールの放出を誘導する。これら一連のストレス応答因子が、表皮内で産生することがわかっている。

フィンなどになる。ＡＣＴＨは、血中を回って副腎皮質に作用し、糖質コルチコイドを放出させる。ステロイドの一種、コルチゾール、いわゆるストレスホルモンである。皮膚の様々な機能が、このストレスホルモンの影響を受けることから、化粧品科学においても、コルチゾールの皮膚に対する悪影響を防ぐことによって、肌トラブルを防ぐソルーションが開発されてきた。

一方、スロミンスキーらの精力的な研究により、ＣＲＨからＰＯＭＣ、コルチゾールに至る応答経路が一揃い、皮膚の中にあることが証明されている（図10）。皮膚を刺激すると、全身のストレス応答と同じような反応が、皮膚局所で起こっているのだ。

フィッシャーらはつい最近、ＰＯＭＣの一

つβエンドルフィンが、紫外線の刺激により、ケラチノサイトから産生され、痛覚の閾値を高めることを報告した。この報告は、βエンドルフィンがオピオイドとしてヒトに快の感情をもたらし、それがヒトに日光に当たることを好むように仕向けているということを示唆している。フィッシャーらは、進化の過程で、ビタミンＤが皮膚で作られるために合理的な反応であったが、今では、皮膚癌の発生の増加の一因になっているかもしれないと議論している。このように、現在でも興味深い発表がなされ、全身を考慮したＮＩＣＥ的研究の重要性が伺われる。

刺激を緩和すること、皮膚内ストレス応答系を緩和することなど、ＮＩＣＥ研究に基づいた肌トラブルのソルーションが期待される。最近の一つの例は、ランゲルハンス細胞の鎮静化機能を活用したものである。前述のように井上らは、皮膚が各種刺激を受けた際に生じる刺激応答反応に対するケラチノサイトの受容体（Ｐ２Ｙ）を同定している。刺激を受けたひとつのケラチノサイトから細胞外ＡＴＰが放出されると、受容体をもつ周囲の細胞が一斉に反応して、炎症反応が拡大することになる。一方で、ランゲルハンス細胞の表面には、特有の細胞外ＡＴＰ分解酵素があることが報告されていた。ヒト皮膚における、ランゲルハンス細胞の鎮静化機能の意義が、亜鉛欠乏患者の皮膚炎発症において解明された。すなわち、亜

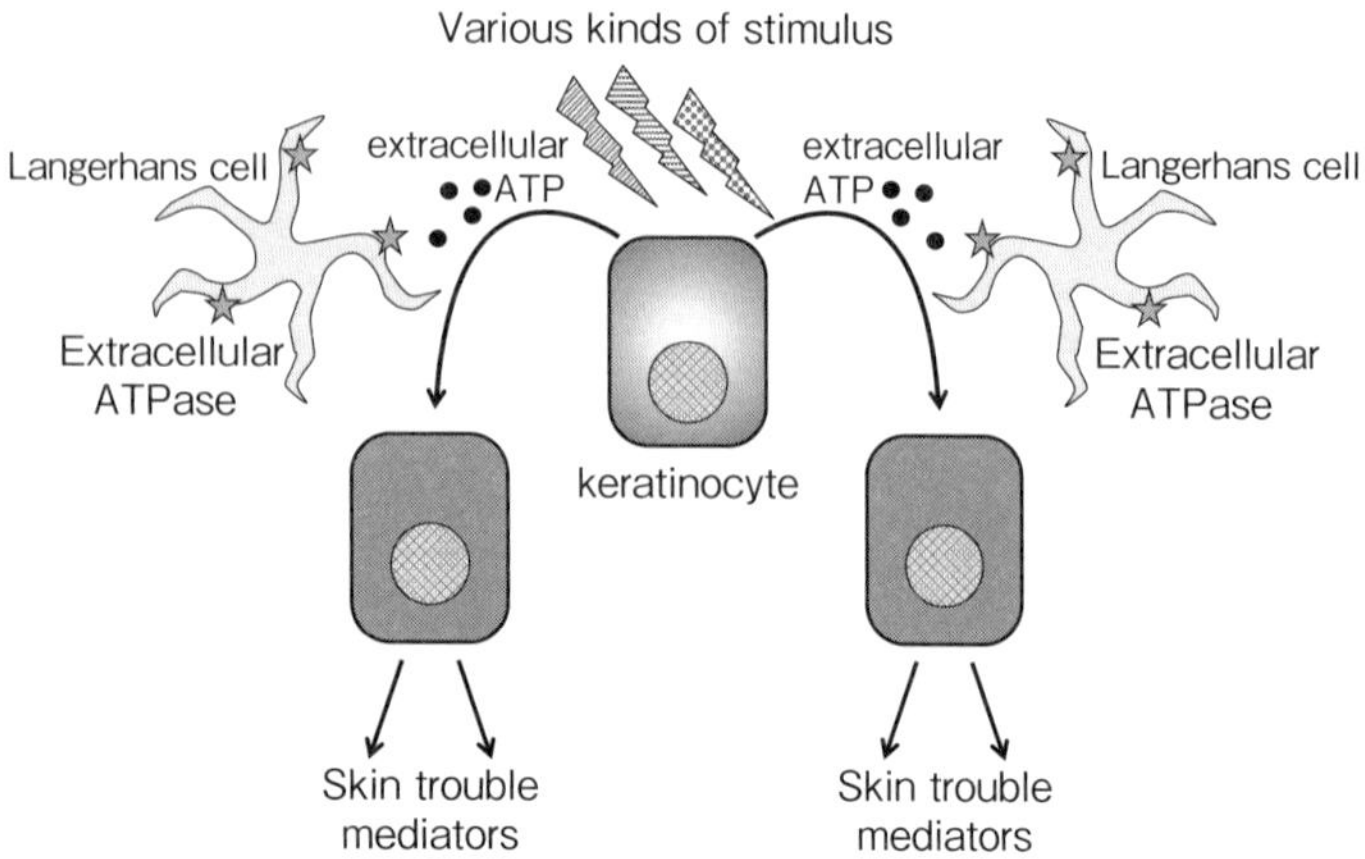

図11　ランゲルハンス細胞の鎮静化機能

表皮ランゲルハンス細胞は、その表面に細胞外ATP分解酵素を発現しており、周囲のケラチノサイトから放出されたATPを分解する。これによって、皮膚老化を加速するような過剰な刺激応答やその遅延を防ぐことができる。

鉛欠乏患者では、ランゲルハンス細胞が減少しており、鎮静化機能が低下するために、炎症が起こりやすいと結論している。皮膚は、自己防衛機能を持ってホメオスタシスを維持しているのである。

細井らは、刺激を受けた皮膚では、ヘパラナーゼが活性化され、その活性化が、ランゲルハンス細胞の鎮静化機能によって抑えられることを確かめ、各種肌トラブルの発生の大元を断つことを見出している（図11）。このランゲルハンス細胞の鎮静化酵素は、加齢によって減少することも見いだされ、スキンケアによる改善が試みられた。

過剰な刺激応答の蓄積は、肌トラブ

ルの発生や肌老化の加速につながる。このようなアプローチは、予防という観点からの、日々行うスキンケアの新たな重要な役割を示している。従来の一般的な製品は、個々の肌トラブルを改善するようにデザインされているが、その一方で、自己がもつ恒常性維持機能を向上させることによって、肌の老化一般を予防することもスキンケアの役割と考える。トラブル解消の機能は重要であり、注目されるものではあるが、このような地味なスキンケアの意義も認知されることが望まれる。

4　まとめ

皮膚科学が目指すものは、「人」の健康であることから、解析の対象は、分子、遺伝子のレベルから、細胞レベル、組織レベル、そして個体レベル、社会レベルに至るものまでが含まれる。解析技術の発展に伴って、これまで見られなかった構造を観察することができ、ミクロな構造・現象を検討することができるようになった。また、網羅的な解析により、これまで隠れていた変化を見出せるようになった。

活性酸素や一酸化窒素などの小分子が、細胞間の情報伝達を行うことが明らかとなって以来、化粧品科学においても紫外線の影響や血管収縮などの領域において、これら小分子の役割が研究されている。アミノ酸やATPといった低分子も、たんぱく質の構成分子や細胞内エネルギー源としての機能以外に、細胞間の情報伝達物質として機能することが、神経系において明らかにされて以来、皮膚においても、各種皮膚細胞の間の情報伝達における役割が研究されている。遺伝子研究も、染色体や核の構造を解析するなどのミクロの解析技術が発展する一方で、非常に多くの患者を対象とした大掛かりな調査によって、1塩基の変異と皮膚状態との関連を明らかにする疫学的なアプローチも進んでいる。一時は遺伝子研究がもてはやされ、核にばかり注目が集まったが、他の細胞内構造の解析も進み、細胞が、不要な蛋白を消化し、再利用するための仕組み（オートファジー）の研究も行われている。

皮膚は、表皮と真皮に分かれており、それぞれ多数を占めるのは、ケラチノサイト、線維芽細胞である。以前はこれらの細胞を単独で培養して基盤研究が行われていたが、それだけでは実際に皮膚で起こっている現象を説明することができず、ケラチノサイトと線維芽細胞の相互作用、さらに、少数ながら特徴的なメラノサイト、ランゲルハンス細胞、神経細胞、血管内皮細胞などとの相互作用を加味する必要に迫られている。こうした細胞を含む皮膚は全身の一部であり、神経系、内分泌系、免疫系の影響を受けている。これらの系を通じて中枢との相互作用を行っており、脳の生理機能、心理機能とも深く関係している。

このように化粧品研究は、分子レベルから社会レベルにまで及ぶが、ヒトの生活における意義を考えるにあたっては、それらを包括的に俯瞰する視点をもつことが必要である。さらに、これまでの研究は、言わば静的な反応の解析が主体であった。しかし、皮膚、生体は、外界の変化に応じて、変動を繰り返しながら、動的平衡を保っている。上では延べなかったが、真皮の線維芽細胞のコラーゲン遺伝子の発現には、昼夜のリズムがあることが見出されている。医学の分野では時間薬理学という分野があり、疾患の悪化サイクル、薬の効果的な摂取時間などが研究されている。化粧品科学においても、動的な平衡状態の視点が取り入れられれば、健康な皮膚を維持するための最適な薬剤・方法の開発につながるであろう。

化粧品科学の発展は、肌トラブルの改善にとどまらず、人間の生活をより快適にすることにつながる。分子レベルから社会レベルに至るまで、化粧品科学を研究するに当たり、我々はその究極の目標を常に念頭に置いておくことを忘れないようにしたい。

参考文献

1. Lalko JF, Kimber I, Gerberick GF, Foertsch LM, Api AM, Dearman RJ. The direct peptide reactivity assay: selectivity of chemical respiratory allergens. Toxicological sciences: an official journal of the Society of Toxicology. 2012; 129(2): 421–31.
2. Takenouchi O, Fukui S, Okamoto K, Kurotani S, Imai N, Fujishiro M, et al. Test battery with the human cell line activation test, direct peptide reactivity assay and DEREK based on a 139

chemical data set for predicting skin sensitizing potential and potency of chemicals. Journal of applied toxicology 2015; 35(11): 1318–32.

3. Grafstrom RC, Nymark P, Hongisto V, Spjuth O, Ceder R, Willighagen E, et al. Toward the Replacement of Animal Experiments through the Bioinformatics-driven Analysis of 'Omics' Data from Human Cell Cultures. Alternatives to laboratory animals. 2015; 43(5): 325–32.
4. Hoffman RM. In vivo imaging with fluorescent proteins: the new cell biology. Acta histochemica. 2004; 106(2): 77–87.
5. Egawa G, Honda T, Tanizaki H, Doi H, Miyachi Y, Kabashima K. In vivo imaging of T-cell motility in the elicitation phase of contact hypersensitivity using two-photon microscopy. The Journal of investigative dermatology. 2011; 131(4): 977–9.
6. Hosoi J, Murphy GF, Egan CL, Lerner EA, Grabbe S, Asahina A, et al. Regulation of Langerhans cell function by nerves containing calcitonin gene-related peptide. Nature. 1993; 363(6425): 159–63.
7. O'Sullivan RL, Lipper G, Lerner EA. The neuro-immuno-cutaneous-endocrine network: relationship of mind and skin. Archives of dermatology. 1998; 134(11): 1431–5.
8. Kikuchi K, Tagami H. Noninvasive biophysical assessments of the efficacy of a moisturizing cosmetic cream base for patients with atopic dermatitis during different seasons. The British journal of dermatology. 2008; 158(5): 969–78.
9. Horimukai K, Morita K, Narita M, Kondo M, Kitazawa H, Nozaki M, et al. Application of moisturizer to neonates prevents development of atopic dermatitis. The Journal of Allergy and Clinical Immunology. 2014; 134(4): 824–30.e6.
10. Dumas D, Hupont S, Huselstein C, de Isla N, Rousseau M, Werkmeister E, et al. SHG as a new

modality for large field of view imaging to monitor tissue collagen network. Bio-medical Materials and Engineering. 2012; 22(1-3): 159-62.

11. J Biomed Opt. 2016 Aug 1; 21(8): 86017. doi: 10.1117/1.JBO.21.8.086017. In situ visualization of intracellular morphology of epidermal cells using stimulated Raman scattering microscopy. Egawa M[1], Tokunaga K[2], Hosoi J[1], Iwanaga S[1], Ozeki Y[2].
12. Cong L, Ran FA, Cox D, Lin S, Barretto R, Habib N, et al. Multiplex genome engineering using CRISPR/Cas systems. Science (New York, NY). 2013; 339(6121): 819-23.
13. Mali P, Yang L, Esvelt KM, Aach J, Guell M, DiCarlo JE, et al. RNA-guided human genome engineering via Cas9. Science (New York, NY). 2013; 339(6121): 823-6.
14. Elias PM, Friend DS. The permeability barrier in mammalian epidermis. The Journal of Cell Biology. 1975; 65(1): 180-91.
15. Burke RC, Lee TH, Buettner-Janusch V. Free amino acids and water soluble peptides in stratum corneum and skin surface film in human beings. The Yale Journal of Biology and Medicine. 1966; 38(4): 355-73.
16. Horii I, Nakayama Y, Obata M, Tagami H. Stratum corneum hydration and amino acid content in xerotic skin. The British Journal of Dermatology. 1989; 121(5): 587-92.
17. Koyama J, Horii I, Kawasaki K, Nakayama Y, Morikawa Y, Mitsui T. Free amino acids of stratum cormeum as a biochemical marker to evaluate dry skin. J Soc Cosmet Chem. 1984; 35: 183-95.
18. Ozawa T, Nishiyama S, Horii I, Kawasaki K, Takahashi M, Kumano Y, et al. Function of Moisturizers and Their Roles in Cutaneous Aging. Cutaneous Aging. 1988: 607-18.
19. Kamata Y, Taniguchi A, Yamamoto M, Nomura J, Ishihara K, Takahara H, et al. Neutral cysteine

protease bleomycin hydrolase is essential for the breakdown of deiminated filaggrin into amino acids. The Journal of Biological Chemistry. 2009; 284(19): 12829–36.

20. Sakabe J, Yamamoto M, Hirakawa S, Motoyama A, Ohta I, Tatsuno K, et al. Kallikrein–related peptidase 5 functions in proteolytic processing of profilaggrin in cultured human keratinocytes. The Journal of Biological Chemistry. 2013; 288(24): 17179–89.
21. Inoue R, Yoshihisa Y, Tojo Y, Okamura C, Yoshida Y, Kishimoto J, et al. Localization of serine racemase and its role in the skin. The Journal of Investigative Dermatology. 2014; 134(6): 1618–26.
22. Lundstrom A, Egelrud T. Cell shedding from human plantar skin in vitro: evidence that two different types of protein structures are degraded by a chymotrypsin–like enzyme. Archives of Dermatological Research. 1990; 282(4): 234–7.
23. Suzuki Y, Nomura J, Hori J, Koyama J, Takahashi M, Horii I. Detection and characterization of endogenous protease associated with desquamation of stratum corneum. Archives of Dermatological Research. 1993; 285(6): 372–7.
24. Nakanishi J, Yamamoto M, Koyama J, Sato J, Hibino T. Keratinocytes synthesize enteropeptidase and multiple forms of trypsinogen during terminal differentiation. The Journal of Investigative Dermatology. 2010; 130(4): 944–52.
25. Yamamoto–Tanaka M, Makino T, Motoyama A, Miyai M, Tsuboi R, Hibino T. Multiple pathways are involved in DNA degradation during keratinocyte terminal differentiation. Cell Death & Disease. 2014; 5: e1181.
26. Kenji Kitamura KY, Akira Ito, Minoru Fukuda. Research on the Mechanism by which Dry Skin Occurs and the Development of an Effective Compound for Its Treatment. Journal of Society of

Cosmetic Chemists of Japan. 1995; 29(2): 133–45.
27. Ghali L, Wong ST, Tidman N, Quinn A, Philpott MP, Leigh IM. Epidermal and hair follicle progenitor cells express melanoma-associated chondroitin sulfate proteoglycan core protein. The Journal of Investigative Dermatology. 2004; 122(2): 433–42.
28. Ogura Y, Matsunaga Y, Nishiyama T, Amano S. Plasmin induces degradation and dysfunction of laminin 332 (laminin 5) and impaired assembly of basement membrane at the dermal-epidermal junction. The British Journal of Dermatology. 2008; 159(1): 49–60.
29. Inoue K, Hosoi J, Denda M. Extracellular ATP has stimulatory effects on the expression and release of IL-6 via purinergic receptors in normal human epidermal keratinocytes. The Journal of Investigative Dermatology. 2007; 127(2): 362–71.
30. Nukui T, Ehama R, Sakaguchi M, Sonegawa H, Katagiri C, Hibino T, et al. S100A8/A9, a key mediator for positive feedback growth stimulation of normal human keratinocytes. Journal of Cellular Biochemistry. 2008; 104(2): 453–64.
31. Katagiri C, Iida T, Nakanishi J, Ozawa M, Aiba S, Hibino T. Up-regulation of serpin SCCA1 is associated with epidermal barrier disruption. Journal of Dermatological Science. 2010; 57(2): 95–101.
32. Lerner AB, Shizume K, Fitzpatrick TB, Mason HS. MSH: the melanocyte-stimulating hormone. Archives of Dermatology and Syphilology. 1954; 70(5): 669–74.
33. Sawane M, Kajiya K, Kidoya H, Takagi M, Muramatsu F, Takakura N. Apelin inhibits diet-induced obesity by enhancing lymphatic and blood vessel integrity. Diabetes. 2013; 62(6): 1970–80.
34. Yamanishi H, Fujiwara S, Soma T. Perivascular localization of dermal stem cells in human scalp. Experimental Dermatology. 2012; 21(1): 78–80.

35. Ezure T, Yagi E, Amano S, Matsuzaki K. Dermal anchoring structures: convex matrix structures at the bottom of the dermal layer that contribute to the maintenance of facial skin morphology. Skin research and technology: official journal of International Society for Bioengineering and the Skin (ISBS) [and] International Society for Digital Imaging of Skin (ISDIS) [and] International Society for Skin Imaging (ISSI). 2015.
36. Peters EM, Ericson ME, Hosoi J, Seiffert K, Hordinsky MK, Ansel JC, et al. Neuropeptide control mechanisms in cutaneous biology: physiological and clinical significance. The Journal of Investigative Dermatology. 2006; 126(9): 1937-47.
37. Slominski AT, Manna PR, Tuckey RC. Cutaneous glucocorticosteroidogenesis: securing local homeostasis and the skin integrity. Experimental Dermatology. 2014; 23(6): 369-74.
38. Fell GL, Robinson KC, Mao J, Woolf CJ, Fisher DE. Skin beta-endorphin mediates addiction to UV light. Cell. 2014; 157(7): 1527-34.
39. Mizumoto N, Kumamoto T, Robson SC, Sevigny J, Matsue H, Enjyoji K, et al. CD39 is the dominant Langerhans cell-associated ecto-NTPDase: modulatory roles in inflammation and immune responsiveness. Nature Medicine. 2002; 8(4): 358-65.
40. Kawamura T, Ogawa Y, Nakamura Y, Nakamizo S, Ohta Y, Nakano H, et al. Severe dermatitis with loss of epidermal Langerhans cells in human and mouse zinc deficiency. The Journal of ClinicalInvestigation. 2012; 122(2): 722-32.

第 5 章

化粧品の安全性とその評価

原田房枝
増田光輝

1 はじめに

化粧品は、身体を清潔にしたり、美しく装う、あるいは使う人の魅力を高めたり、香りを楽しむなど、日常生活を豊かにする大きな役割を果たしている。また、化粧品は多くの人たちが一生のうちの長期間にわたって使用するものではあるが、その間、化粧品が重篤な健康被害をもたらすことは滅多になく安全なものと考えられている。これは化粧品が使用されたとき、ヒトの健康に危害を与えないことを示すために設計された予知的安全性評価により支えられている。したがって、化粧品の開発にあたっては、その初期段階から消費者に対する為害性の可能性に注意を払い、上市する前にその化粧品が安全に使用できることを立証していく必要がある。

2 「安全」とは何か？

安全性の評価はどのようにして行うのか？ それには、まず、評価の目標となる「安全」とはどういうことなのか、を考えてみる。

「安全」とは、一口に言うならば「危険がないこと」と定義できる。しかしながら、この世の中に無害な物は存在しない。量的に見るならば、どんな物質も量が多くなれば何らかの毒性を示すものであり、その量は生物によって異なる。すべての物質は、ある量以上で何らかの有害性を示す。すなわち、「安全」ということはすべて量によってきまってくる。毒性学の祖として知られているパラケルスス（１４９２～１５４１年）はこのようなことを言っている――「有害でないものなどあるだろうか。有害でない物質はない。有害でない使い方があるだけだ」。すなわち、「安全」はすべて量によって決まってくる、ということである。

また、ジョバッキーニは、安全に関して次のように述べている。

「安全とは、十分に予見可能な使用条件の下で、明らかな傷害について不当な危険性（リスク）がないことである。この定義は次のように理解できる。すでに公表されたものであるとなかろうと、それら科学的な情報や市場における情報から得られる事実が、明らかに有害な作用のあることを疑わせるのに足るだけの十分な根拠をもたらしたり、あるいは示唆するものでない限り、その成分や製品はある特定の使用条件下で安全と考えられるということである。もちろん、絶対的に安全な物質というものはない。しかしながら、比較的無害に物質を使用する方法や手段はある。したがって安全というものは、物質がある特定の条件下では傷害を生じないであろうという蓋然性をいう言葉で定義される」

3 化粧品の安全性はどのように考えるのか？

われわれは危険がないというだけで物質を用いることはない。その物質に何らかの有用性があるから用いるのである。その場合、有用性を発揮する量で有害性が認められなければよいが、有害性も同時に示すような場合は、そのリスクの受容性をどのように判断したらよいだろうか？　有害性（リスク）と有用性（ベネフィット）については、リスクの受容性はその物質（製品）を用いて得られるベネフィットと何らか結びついているという考え方がある。リスク／ベネフィットバランスという概念である。そこから、訴求するベネフィットと想定されるリスクを秤にかけるという、より実際的な判断の仕方が考えられる。

このリスク／ベネフィットバランスは製品分野によって異なってくる（図1）。生命を救うことに関わるような医薬品については、副作用があったとしてもそれを使用することによるベネフィットの大きさから、そのリスクを受け入れることができることもある。がん治療

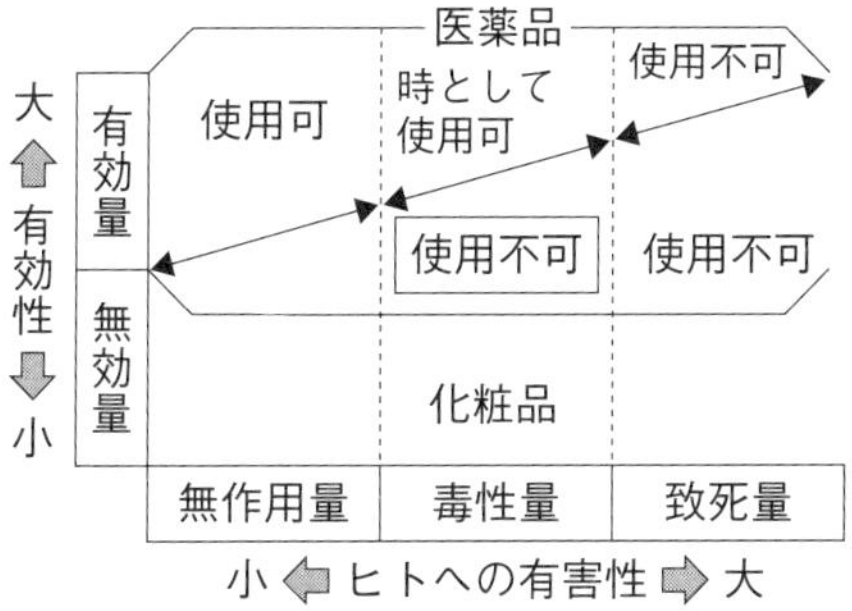

図１　製品群によるリスク／ベネフィットバランス

薬などで副作用が容認されるのは、その薬を用いて得られる有益性が、使用に伴う危険あるいはそれを全く用いない場合の危険に比べて大きいからである。

一方、同じレベルのリスクであったとしても、生命に関わることがより低いような状況であれば、そのリスクは受け入れられないであろう。化粧品は日常生活において価値ある製品であるが、病気を治すような効能を有するわけではないため、医薬品のようなリスクとベネフィットにおける明解な選択やバランスを期待するわけにはいかない。化粧品のように「絶対に必要というわけではない製品」は、いかなる種類のリスクも伴ってはならない。

しかしながら、２項で述べたようにいかなるリスクもないということは実際にはあり得ない。当然のことながら、「全く無害である」ことを保証する方法もない。人間活動はすべて何らかのリスクを伴っており、それは化粧品の場合も例外ではない。

そこで、化粧品のリスク／ベネフィットバランスを数式を用いて算出することも考えられる。しかしながら、あるヘアクリームが単純に他の製品よりも髪のつやを2倍高めるというだけで、その製品の皮膚刺激性が他の製品の2倍あってもよいという理屈は受け入れられないであろう。このように、ベネフィットとリスクの関係を数学的な見地から論じるというのは容易なことではない。特に化粧品のような家庭用品については、使用時のベネフィットを定量的に把握することが困難なことがその大きな理由である。そこで化粧品のような家庭用品においては、安全性の確保にはよりいっそう重きが置かれることになる。

ただし、有害性の「性質」や「程度」が常に主要な問題であることには疑いの余地はない。例えば、多くの消費者が問題なく使っている製品であったとしても、1、2例でも回復不可能な失明が生じてその原因がその製品であることが明らかであった場合は、直ちに製品を市場から回収する必要がある。化粧品の使用により、人によっては、あるいは体調によっては皮膚に軽度の炎症が生じることがあるが、この場合は直ちに回収するまでのことはないと考えられる。もちろん、こうした感受性が高い人口集団に対して、より緩和な組成を開発する検討は重要であろう。

有害作用の発生率だけに立脚したリスク／ベネフィット解析は十分ではなく、その有害性の性質についても常に考慮すべきである。有害作用がどれだけ生じたかということよりも、

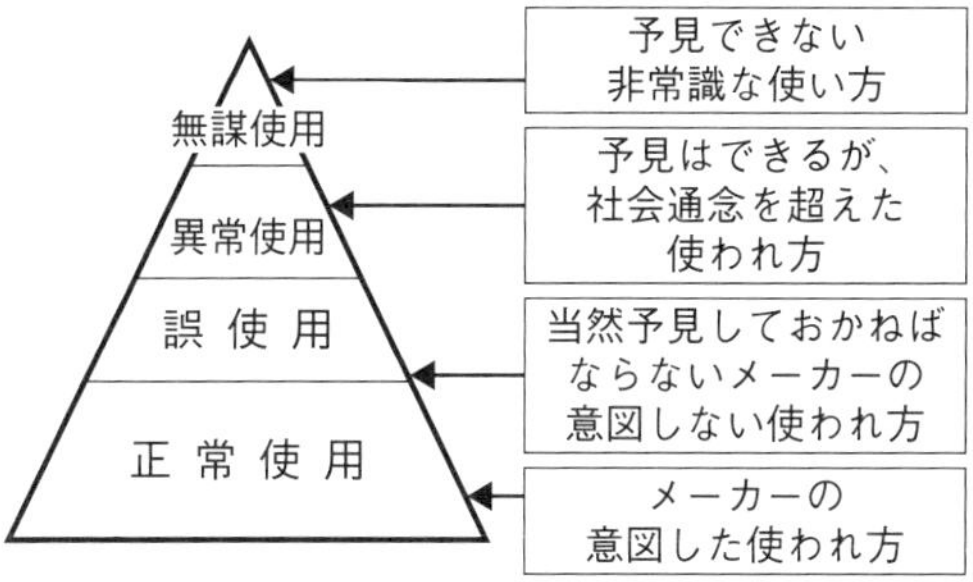

図２　製品の使われ方

その有害な作用の性質に注意を払うことの方が、化粧品のリスクを評価するうえではより大切なことである。

４　化粧品の安全性はどこまで保証すべきか

化粧品はその使用に際してリスクを生じるわけにはいかない製品群である。「誰がどのような使い方をしても健康を全く損なわない」といういわゆる「フール・プルーフ（fool proof）」が理想ではあるが、現実には難しい。そこで「その使用に際して」の使用の範囲、すなわち使用条件をまず考えてみる。

化粧品のような家庭用製品の場合、その使われ方をみると次のように大別できる（図２）。

①メーカーの意図した使い方
②当然予見しておかなければならない、メーカーの意図

しない使われ方
③予見はできるが、社会通念を超えた使われ方
④予見できない非常識な使われ方

ＰＬ（製造物責任）の考え方に立てば、安全が保証されるのは①と②の使い方、すなわち「意図した使い方」と「当然予見しておかねばならないメーカーの意図しない使われ方」のもとで、である。すなわち①と②が製品の使用条件の範囲（正常使用・誤使用）に相当すると考えられる。

化粧品の場合、通常の、かつ当然予想できる使用条件下においてヒトの健康に有害作用を及ぼすようなことがないようにすることが大事である。使用条件は製品ごとに異なるものであり、これを把握しておくことは安全性評価に不可欠である。

5　安全性評価のプロセス

製品開発の過程で安全性の評価を進めることになるが、具体的には、最初に成分についての検討を行い、その成分を化粧品に配合することが適切かどうかを判断する。次に、複数の

成分から構成される製剤について評価を行う。成分単独の評価ではときとして不十分なこともあり、成分同士の相互作用による有害作用が生じないことを確認する。

製品に配合しようとする成分について、まず既存の安全性情報を収集してそれらの内容を検討する。収集する情報は、化学的性質、化学構造式、製造方法、物理化学的性質（純度、不純物の質・量、安定性など）、がん原性物質などとの構造活性相関、などである。例えば、細胞表面タンパク質と結合する官能基を持つ低分子物質、飽和部位あるいは不飽和部位で求核的置換反応性を持つ物質などは、皮膚感作性を生じる可能性が高いと考えられる。

通常、化粧品原料は化学的に全く純粋な成分だけではないため、成分本体の純度を明確にしておくだけでなく、毒性学的に重要な夾雑物や、存在する可能性のある反応副生成物などの性質および量を確認することも不可欠である。毒性学的に注意の必要な不純物の存在が考えられる場合は、その不純物の最大許容濃度を毒性学的観点からも明確にしておく。N（窒素）化合物における未反応アミン（感作性物質）や酸化エチレンを重合させて製造するような界面活性剤中の１・４－ジオキサン（発癌性物質）などは、その一例である。成分の化学的性質や純度などを確認するためには、その成分の物理化学的性状の把握や同定するための手法の確立も必要となる。

製造方法に注意を払う必要性を示した最近の事例に、石鹸に配合された加水分解コムギ末に曝露されることによって小麦の食物アレルギーが発症した例がある。本成分は、コムギグルテンの加熱条件下での酸による部分加水分解により製造された。部分的な加水分解処理のため、分子量が大きい物質が形成されたこと、また脱アミド化修飾残基が生成されたことにより、熱や酸に耐性がある抗原決定基が産生されたと考えられている。発症機序は、皮膚や粘膜からこれらの成分が吸収され、この成分に特異的なIgE抗体が産生し、その抗体と小麦との交差反応と推定されている。感作性の有無は分子量分布が大きく影響しており、米国化粧品原料再評価（Cosmetic Ingredient Review：CIR）では、重量平均分子量3500Da以下のペプチドに限り、現在の使用方法と濃度で安全であるとの最終報告書を発行している。

成分および最終製品について実際に行う安全性評価の方法は、製品の用途、ヒトへの曝露状況などによって異なってくる。そこで、それらについての情報が必要となってくる。曝露評価において考慮すべき要素の例を表1に例示した。ただし、要素はこれに限定されるものではない。また、エアゾール製品を吸入してしまうなどのように、その製品の本来意図する使用部位以外の部位も曝露されることがある。安全性を確保する目的で、予期し得る誤使用の状況も把握する必要がある。

表１　化粧品の曝露評価に関連する要素（例示）

- その成分が使用され得る化粧品の分類
- 適用方法：擦り込む、スプレー噴射する、適用後洗い流すなど
- 最終化粧品製品中の濃度
- 一回毎の使用量
- 使用頻度
- 皮膚への接触総面積
- 接触部位（例：粘膜、日焼けした皮膚など）
- 接触時間（例：洗い流す製品など）
- 曝露が増大する可能性がある予見可能な誤使用
- 対象とする消費者群（例：子供、敏感肌の人など）
- 身体に取り込まれ得る量
- 太陽光に曝露される皮膚への適用

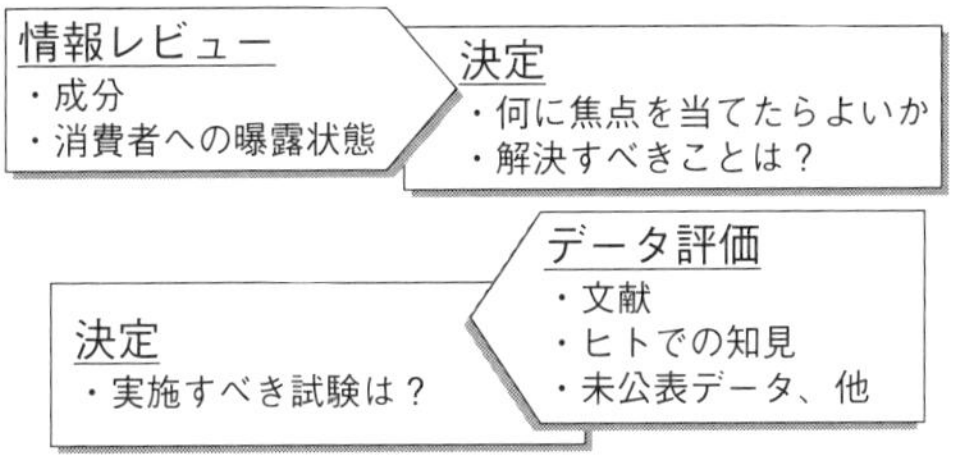

図３　製品・原料情報レビューに始まる評価プロセス

これらすべての情報から、何に焦点を絞って検討すべきか、あるいは解決すべきか課題の抽出を行う。文献情報、ヒトでの使用経験、未公開データやその他の知見などをレビューすることで、当該成分の安全性を保証していくために必要な評価項目を適切に設定することができる（図３）。

収集した情報が十分であれば、新たな安全性試験を実施しなくても評価が可能になることもある。収集した情報だけでは安全性の保

表2　基本的な安全性評価項目

・急性毒性
・皮膚刺激性
・皮膚感作性
・光毒性、光感作性
・眼刺激性
・遺伝毒性
・経皮吸収性

証が十分にできない場合、それを補うために必要な試験だけを実施することになる。近年では、化学物質規制強化の流れを受け安全性情報の公開が急速に進んできており、情報収集はより容易になってきている。しかしながら、成分の生物学的性質に関する情報が十分に入手できない場合は、その成分が安全に使用できるのかを見極める前段階として、必要な *in vitro* または *in vivo* 試験などの前臨床試験を実施していく。

基本的な安全性評価項目を表2に示す。

皮膚は物質が体内に侵入することを防ぐ重要なバリアである。しかしながら、このバリアは完全なものではないため、物質が体内に入ってしまい有害作用を生じてしまうことがある。したがって、経皮吸収試験の結果などから、その物質が皮膚を通して体内に吸収される可能性がある場合、毒性学的プロファイルや化学構造も考慮したうえで、長期間投与による毒性試験や生殖発生毒性など特殊な試験の実施が必要となることがある。

6　安全性試験の実施

安全性試験の項目や手法は、配合しようとする成分や製品の種類により異なる。ガイドラインどおりに評価項目を設定し試験を行うといった、画一的な手法では形式的な評価となってしまう。個々の化粧品に必要とされる評価項目に沿って各種安全性試験（毒性試験）を実施する。試験は評価の目的に合った試験法を選定し的確な試験条件を設定して行う。

実際の試験は局所的な作用を見る方法と全身的な作用を見る方法に大別されるが、化粧品の場合、身体への接触部位が皮膚であることから、局所的な作用を見る試験が主体となる。また、これらの毒性試験は、評価の目的によって①質的評価を目的とするものと、②量的評価を目的とするものとに大別される。

①質的評価を目的とする試験：遺伝毒性、生殖毒性、がん原性、感作性が対象である。これらの毒性の場合、多くは症状が重く不可逆性である。このような毒性を有する物質の安全性を、試験の結果から単なる安全率でヒトに外挿することは難しい。したがって、これらの毒性評価は、そのポテンシャルの有無を確認することが必須であり、そのためには可能

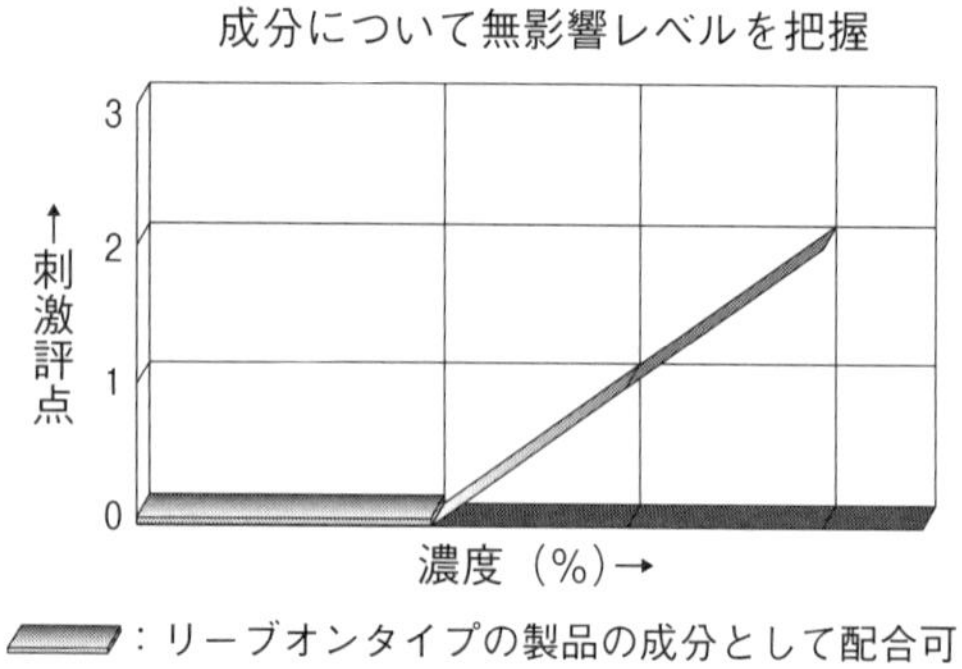

図４　皮膚一次刺激性における絶対評価

な限り高い用量で試験をする必要がある。

②量的評価を目的とする試験：一般毒性、刺激性が対象である。たとえば皮膚刺激性の場合、絶対評価と相対評価の方法がある。絶対評価では、成分の刺激を生じない最高無刺激濃度（刺激評点が0である最大濃度）を求め、実際のヒトの曝露濃度と比較する。最高無刺激濃度が実際のヒトの曝露濃度よりも高い場合は、その成分をその濃度で最終製品に配合できるとするものである（図４）。

相対評価では、一般的な販売条件のもとで安全性に使用されてきた同種の市販製品と比較する方法である（図５）。同様の用途で化粧品に用いられている原料（既存原料）と比較し、刺激性ポテンシャルがその既存原料と同等以下のとき、その物質は化粧品原料として使うこと

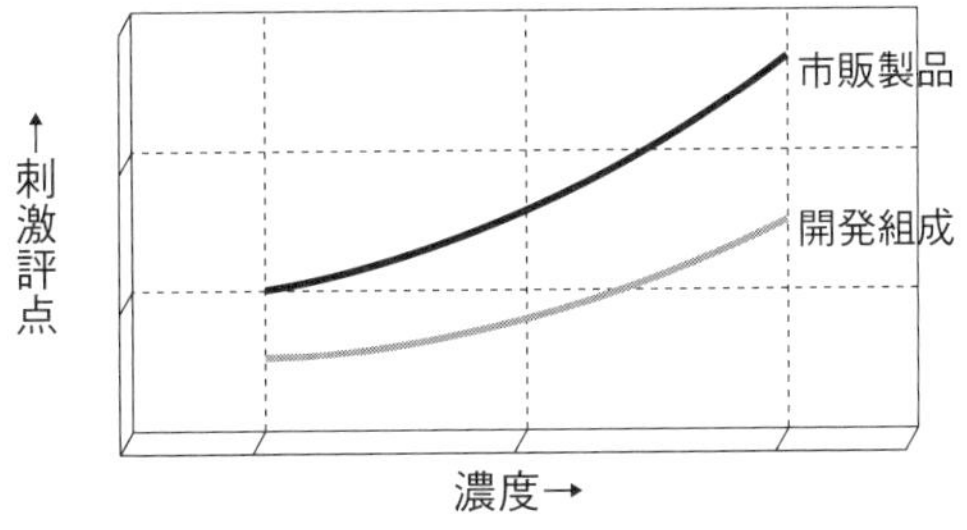

市販製剤と比較して、有害性が同等以下：使用可

図５　皮膚一次刺激性における相対評価

ができる。製剤においても相対評価は有用な手法であるが、新組成が市販（対照）製品よりもほんのわずか強い刺激を示した場合は慎重に評価をすべきである。市場で安全性が確認されているのは対照製品についてのみであるため、わずかに強い刺激をもつ開発製品の市場での安全性を正確に予測するのは困難である。

これら *in vitro* や *in vivo* による前臨床試の結果から予測した安全性をより確かなものとするため、ヒトで使用試験を行うことも重要である。この試験は、計画している試験条件下で被験者に有害作用が生じないであろうということが、事前の評価で確認できてから実施する。試験では実際に製品を使ったときの安全性を確認することになるため、前述したメーカーが意図した通常使用と予見可能な過剰使用の調査結果を考慮して試験条件を設定する。このヒト使用試験では前臨床試験では検出できない、次のような情報を得ることができる。

・紅斑や浮腫といった皮膚炎症反応を伴わない感覚刺激性（ピリピリ感、ヒリヒリ感、つっぱり感、かゆみなど）
・痤瘡（ニキビ）の第一段階とされる非炎症性の皮疹である面皰（コメド）の形成性
・製品の特徴に対する好み（例、手触り、香り）
・これまでに行ってきた試験で見落とす可能性がある、微妙な有害作用等

いずれの試験においても、それらの実施に際して考慮すべき点は、実際の使用量を把握しておくことである。化粧品の使用・曝露状況については、欧州消費者安全科学委員会（Scientific Committee on Consumer Safety：SCCS）のガイダンス通知や米国石鹸洗剤工業会（American Cleaning Institute：ACI）の「消費者製品の配合成分に関する暴露及び初期リスク評価方法（第2版）」にデータが示されている。また、図6のように、シャンプーについて詳細なデータも報告されている。こうしたデータは年齢や洗髪習慣など、様々な要因により変動する。製品を使用する対象集団や使用方法などを考慮した必要な調査を行い、使用試験の条件設定などに反映させる。

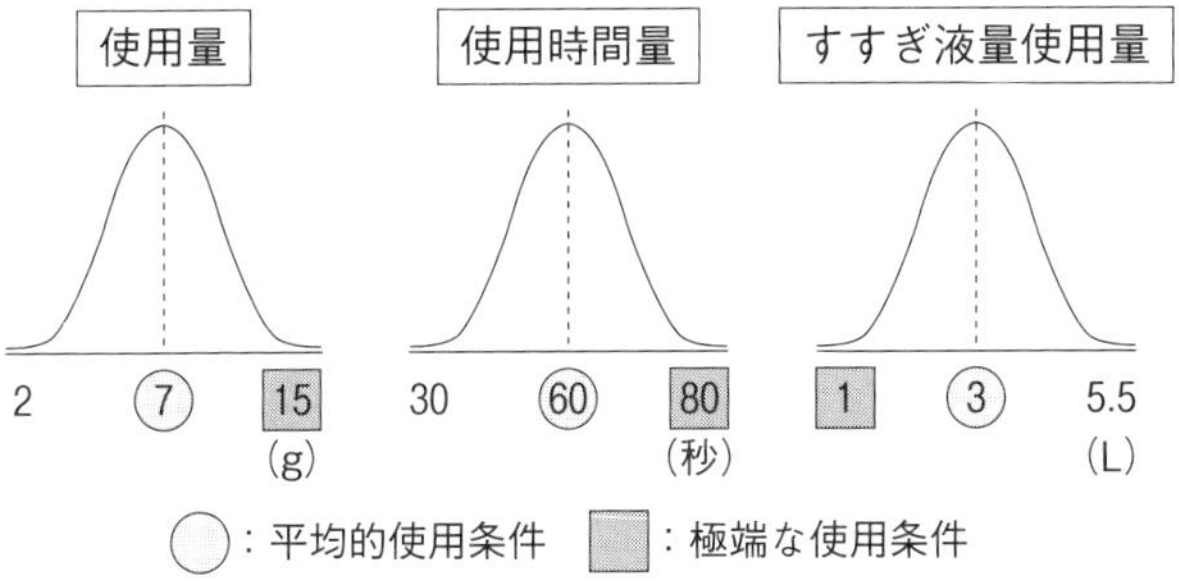

図６　シャンプーの使用実態調査結果
文献12を元に作図

また、特に前臨床試験の実施に際して大切なことは、その時代における最高の科学水準にある試験法を用いることである。皮膚感作性を例にとると、感作原が、試験した原料本体ではなく夾雑物の場合がある。通常、感作性試験における投与条件（濃度）は原料本体を主体として設定されるため、その際原料に含まれる夾雑物の投与濃度は低くなり、感度の低い試験法では夾雑物の感作性は捉えられないことになりかねない。このように目的とする安全性を的確に評価するためには標準的な方法に限定する必要はないが、その場合、用いる試験法の科学的な妥当性に十分留意することが必要である。

7　上市後の再評価

化粧品は、予知安全性評価を十分に行ったうえで市場導入されるが、上市後のフォローも大切である（図７）。

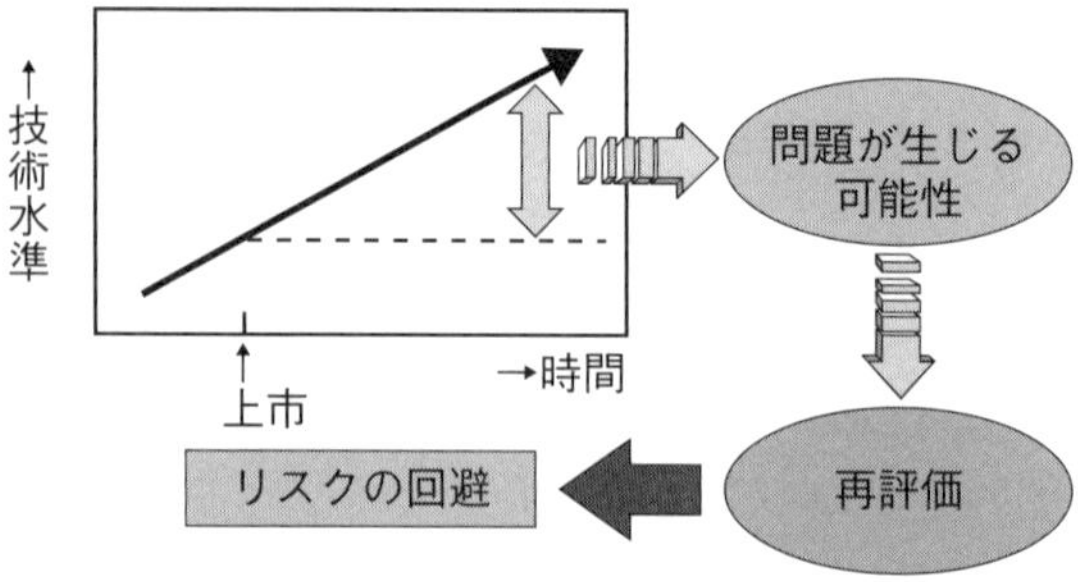

図7　上市後の安全性評価

毒性学、安全性評価技術は常に進歩している。これまで「安全」という評価がなされ長期間使われてきた成分や製品でも、新たな科学的知見によって、安全性に疑問が生じることがある。予知的評価で安全性に問題ないとして上市されたものでも新たな疑念の生じることはありうる。常に新しい科学に照らし再評価していくことも不可欠である。欧州消費者安全科学委員会や米国化粧品原料再評価などでは、活発に化粧品成分に関する再評価がなされている。

また、化粧品に限らず、各国で化学物質管理が進められており、多くの既存化学物質の毒性情報が公開されてきている。経済開発協力機構（ＯＥＣＤ）が２００７年に立ち上げた「eChemPortal」（http://www.echemportal.org/）はその代表例であり、これまで行われてきたＯＥＣＤ高生産量化学物質の安全性再点検結果をはじめとして、化学物質の特性、有害性情報等に関する加盟各国、地域化学物質データベースを検索することが可能である。上市後もこうした再評価状況を把握していく必要がある。

さらに、上市後に発生する人体クレームも再評価を行ううえで重要な情報となる。安全性評価の担当者は常に人体クレームの情報をウォッチすることが必要である。クレームは、その数（量）も大切だが、人体クレームの場合は内容（質）をよく分析することが不可欠である。原因が使用した化粧品にあるのか否かを突き止めて次のアクションにつなげることも上市後の再評価として重要なことである。

8　おわりに

安全性は重要であるから社内体制を強化する、という話はよくある。その強化の内容には、安全性保証システムの整備、二重三重のチェック体制、クレーム情報伝達の迅速化、などが挙げられる。たしかに、このようなシステムの整備・強化は大切なことである。しかしながら、重要なのは質の高い安全性評価を実施することである。本文で述べたように、評価はまず情報調査から始めるが、その際いかに的確な情報を収集できるか、それらの情報からいかに感度良く課題・問題点を抽出し、適切な解決策を講ずることができるかが重要となる。そのためには豊富な知識と経験を積み、常に感度の高い評価を心掛けていくことである。

なお、安全性評価を実施するにあたっては、日欧米で発行されている指針である、欧州消費者安全科学委員会（ＳＣＣＳ）のガイダンス「SCCS's Notes of Guidance for the Testing of Cosmetics Ingredients and Their Safety Evaluation」、日本化粧品工業連合会編の「化粧品の安全性評価に関する指針２０１５」、米国パーソナルケア製品評議会（Personal Care Products Council：PCPC）の「PCPC 2014 Safety Evaluation Guidelines」も参考になる。

参考文献

1. Deichmann, W.B., *et al.* (1986) What is there that is not poison? A study of the third defense by Paracelsus, Arch. Toxicol., 58, 207–213.
2. Giovacchini, RP (1976) Adequately substantiating the safety of cosmetic products, CTFA Cosmet. J., 8(3), 7–11.
3. Van Abbe, N. (1985) The interpretation of predictive data on the safety-in-use of toiletries and borderline products, *SPC*, 56, 217–220.
4. Van Abbe, N. (1984) Interpretation of predictive data on safety-in-use of toiletry products, Int. J. Cosmet. Sci, 6, 293–299.
5. 日科技連 PL　編集委員会編，安全確保のための技術とシステム　第２巻，製造物責任と製品安全，日技連出版社，東京，1992.
6. 独立行政法人　製品評価技術基盤機構，消費生活用製品の誤使用事故防止ハンドブック　―事業者の日頃からの取組みのために，第１章「誤使用」の分類及び責任の主体，2005.

7. Dupuis, G. and Benezra, C.: Allergic Contact Dermatitis to Simple Chemicals. Marcel Dekker Inc., New York, 1982.
8. 第114回日本皮膚科学会総会市民公開講座　プログラム　―化粧品を安全に使うには～2つの化粧品健康被害から学んだこと（2015年5月31日）
https://www.dermatol.or.jp/uploads/uploads/files/news/20150605shiminkoukaikouzashiryou.pdf
9. Cosmetic Ingredient Review, Safety Assessment of Hydrolyzed Wheat Protein and Hydrolyzed Wheat Gluten as Used in Cosmetics, June 2014.
10. Scientific Committee on Consumer Safety (2015), The SCCS notes of guidance for the testing of cosmetic ingredients and their safety evaluation, 9th revision, The SCCS adopted this guidance document at its 11th plenary meeting of 29 September 2015.
11. American Cleaning Institute, Consumer Product, Ingredient Safety-Exposure and Risk Screening Methods for Consumer Product Ingredients 2nd Edition, 2010
12. 三浦千明ら（1983），シャンプー剤及びリンス剤使用時におけるピロクトン・オラミンと界面活性剤の皮膚残留量，日本香粧品科学会誌，7(2)，172-177.
13. 日本化粧品工業連合会編集，化粧品の安全性評価に関する指針2015―Guidance for the Safety Evaluation of Cosmetics 2015―，薬事日報社，2015.
14. Personal Care Products Council, PCPC 2014 Safety Evaluation Guidelines, 2014.

第6章

化粧品規制

高橋　守
坂本一民

1　はじめに

化粧品は美容と健康の目的で日常的に用いられる生活財（消費財）である。従って食品と同様に安全であることを前提に長期にわたって用いられるのが、消費者の一般的使用習慣である。このため食品も化粧品も万一の健康を損ねる事故防止のための法規制が各国において定められている。食品の場合は、腐敗・酸敗などの健康を損ねる恐れのある品質変化を認知できるので、誤飲・誤食を除き、消費者自身による現場での危機管理が期待できる。これに対し、化粧品の場合乳化物の分離や粘度の低下など、安全性とは必ずしも直結しない品質変化には気づけても、微生物汚染や腐敗などの健康に関わる品質劣化の認知は困難である。このため、化粧品の規制は食品とは別に、多くの場合薬事行政が関わる法令の下に管理されるのが通例である。近年の世界的な商品の流通拡大を踏まえて、種々の貿易に関する協定が協議され、定められているが、これは化粧品についても例外ではなく、１９８０年代後半から化粧品先進国である日米欧の「化粧品規制の相互理解会議（Mutual understanding of Cosmetic regulation）」を通じて、相互の障壁が指摘され、共通化が図られてきた。

本章は、多くの場面で現代の世界における異文化や技術の交流の橋架け的な存在として独自の発展と国際交流に資して来た日本からの視点で世界の化粧品規制を俯瞰した。日本においては、個別承認制度（個々の化粧品を個別に申請承認する制度）が種別許可基準制度（化粧品の種類別に許可基準を定める制度）に移り、種別許可基準に合致する原料（許可使用実績のある化粧品原料）のみを使用する製品に対しては、届出制で事足りるようになり、２０01年には化粧品基準が導入され、米国、ＥＵ（欧州連合）と同様に日本も化粧品成分は特定成分を除きその安全性を製造販売者が担保する前提で自由に用いることができ、特定成分はネガティブおよびポジティブリストで指定成分の使用を規制する方式を採用し、化粧品主要先進国と同様なシステムとなった。

しかしながら、化粧品原料の使用規制は国によりかなり異なる。ここでは、独自の規制により化粧品の安全性を行ってきた日本が世界との調和の必要性から制度の改正を進めてきた視点から、各国の規制の違いを簡潔に記し、具体的な成分規制の違いを述べる。

2　各国の化粧品規制

本章で取り上げた国・地域は日本、ＥＵ、アセアン、米国、中国、韓国及び台湾である。

これらの国・地域における化粧品原料の選定から完成品の表示・広告を見た場合、多くの国・地域はＥＵに準じている場合が多い。特にアセアンはＥＵと同様に連合体ということもあり、ＥＵとその規制内容はほぼ同じである。成分に限定してみてみると、中国及び韓国もＥＵとほぼ同じと考えてよい。

日本においては医薬部外品（薬用化粧品）という医薬品と化粧品の中間カテゴリーが存在するが、これは中国では特殊用途化粧品、米国ではＯＴＣ（非処方箋薬）製剤であるコスメティック・ドラッグ（Cosmetic-Drug）、台湾では含薬化粧品に分類される。韓国では日本と同様に医薬部外品の分類もあるが、化粧品が通常の一般化粧品以外に、機能性化粧品、オーガニック化粧品に分類されている。一般の化粧品が届出制であるのに対し、中間カテゴリーの製品は承認制となっており、許認可を得るためにはその国の法に基づく手続きが必要となる（表1に各国の中間カテゴリーを示した）。一方、ＥＵ及びアセアンには中間カテゴリーが存在せず、すべて化粧品である。

中間カテゴリーのある国では、化粧品には使用禁止、中間カテゴリー製品（染毛剤、パーマ剤等）には使用可能とする成分規制を行っているが、ＥＵやアセアンのように中間カテゴリーのない国では、他国で化粧品には使用禁止成分となる中間カテゴリー成分を制限成分

表1　各国の中間カテゴリー

国	種類	項目
日本	薬用化粧品	化粧水、乳液・クリーム、日やけ止め剤、シャンプー、リンス　等
	薬用化粧品以外の部外品	制汗剤、染毛剤、育毛剤、浴用剤、歯磨き剤、パーマネントウエーブ剤　等
韓国	機能性化粧品	日やけ止め化粧品、美白化粧品　等
	オーガニック化粧品	使用できる成分が定義されている
	医薬部外品	液集防止剤、養毛剤、染毛剤　等
台湾	含薬化粧品	日やけ止め剤、染毛剤、パーマ剤、美白剤、制汗防臭剤　等
中国	特殊用途化粧品	育毛類、染毛類、パーマ類、脱毛類、美乳類、健美類、消臭類、防しみ類、日やけ止め類
アメリカ	Cosmetic-Drugs	制汗剤、フケ防止剤、日やけ防止剤　等

（ＥＵ化粧品規則ＡｎｎｅｘⅢ）として、適用範囲の制限を設けている。

以上の成分に対する規制と併せて、製造・製造販売は各国の法令を遵守しなければならない。例えば日本では、製造販売業者が化粧品の製造販売を可能とし、その商品の安全性・安定性に対しての責任を負っている。ＥＵにおいてはＥＵ委員会に届け出た輸入会社に責任者が、中国では中国で法人資格を有する者のみが化粧品の製造販売が可能となっている。これらの一覧を表2に示した。ゆえに、化粧品の製造販売においては、その国の化粧品法をよく理解した責任者を選定することが重要である。

表２　輸入化粧品届出及び許可の原則比較

<table>
<tr><th>国・地域</th><th>分類</th><th>資料作成責任者</th><th>提出先</th><th>提出期限</th><th>備考</th></tr>
<tr><td>EU</td><td>化粧品</td><td>輸入会社責任者</td><td>EU 委員会</td><td>発売前</td><td>届出</td></tr>
<tr><td>アセアン</td><td>化粧品</td><td>輸入会社責任者</td><td>各国規制官庁</td><td>発売前</td><td>届出</td></tr>
<tr><td rowspan="2">中国</td><td>化粧品</td><td rowspan="2">中国で法人資格を有する者（企業）</td><td rowspan="2">CFDA</td><td rowspan="2">発売前</td><td>届出</td></tr>
<tr><td>特殊用途化粧品</td><td>許可</td></tr>
<tr><td rowspan="2">アメリカ</td><td>化粧品</td><td rowspan="2">製造業者又は充てん業者又は販売業者でレーベル記載業者</td><td rowspan="2">FDA</td><td>販売後60日以内</td><td>自主登録（届出）</td></tr>
<tr><td>Cosmetic-rugs</td><td>販売後５日以内</td><td>届出</td></tr>
<tr><td rowspan="2">韓国</td><td>化粧品</td><td rowspan="2">製造販売業者</td><td colspan="3">年に１回、輸入製品品目と総量、使用原料の種類と総量を KFDA に報告</td></tr>
<tr><td>機能性化粧品</td><td>KFDA</td><td>発売前</td><td>許可</td></tr>
<tr><td rowspan="2">台湾</td><td>化粧品</td><td rowspan="2">輸入販売ライセンスを有する者（企業）</td><td colspan="3">（免除：ただし輸入時には必要）</td></tr>
<tr><td>含薬化粧品</td><td>TFDA</td><td>発売前</td><td>許可</td></tr>
<tr><td rowspan="2">日本</td><td>化粧品</td><td rowspan="2">製造販売業者</td><td>都道府県</td><td>発売前</td><td>届出</td></tr>
<tr><td>医薬部外品・薬用化粧品</td><td>厚生労働省</td><td>発売前</td><td>許可</td></tr>
</table>

3　表示

流通商品である化粧品の表示の法規制は基本的には各国共通である。製品名称、製造販売（輸入）者・住所、原産国、内容量、全成分表示、製造記号（ロット番号）、品質保証期限、注意・警告表示、用法・用量等が多くの国・地域での表示義務となっている。他に日本では、製品名称の他に公正競争規約で定める種別名称、中国では登録番号、許可番号、韓国では推奨価格の記載が義務付けられている。

3－1　品質保証期限

化粧品の品質保証の期間は、ＥＵとアセアンでは30カ月以上、他は36カ月以上が必要とされ、この間品質が保証できない場合は有効期限の記載が義務付けられている。品質保証期限の記載義務があるのは中国のみといわれているが、実態は日本以外の国々では有効期限を記載しているのが一般的である。

日本においては、１９８０年9月に有効期限の表示に関し以下の告示（昭和55年厚生省告示第１６６号）が出されている。

「（前略）使用の期限を記載しなければならない医薬品、医薬部外品、化粧品及び医療用具として次のものを指定（以下略）。

化粧品

一　アスコルビン酸、そのエステル若しくはそれらの塩類又は酵素を含有する化粧品

二　前号に掲げるもののほか、製造又は輸入後適切な保存条件のもとで3年以内に性状及び品質が変化するおそれのある化粧品」

その後、同年10月9日に「使用期限表示に関する事項」として、「アスコルビン酸含有化粧品であっても、製造又は輸入後適切な保存条件のもとで3年を超えて性状及び品質が安定であるなら、使用期限の対象から除外される」という主旨の通知（薬発第1330号）が出され、これにより日本では輸入品も含め使用期限を記載していない化粧品が多いのである。

ちなみに、同通知では化粧品の性状及び品質の劣化の例として以下を示している。

(ア) かび等が発生しているもの
(イ) 乳化されている化粧品であって成分が著しく分離しているもの
(ウ) 異臭を発しているもの
(エ) 変色の著しいもの
(オ) アルコール・水等に溶解している化粧品であって、沈殿物が著しく生成しているもの
(カ) 成分が分解して有害物質が生成されているもの
(キ) 安定剤として使用される場合を除き、分解、揮散等によりアスコルビン酸、酵素等の配合成分の含有量、力価が著しく低下したもの

3－2　全成分表示

現在、ほとんどの国が全成分表示を採用している。この成分表示のもとは米国化粧品工業会（Personal Care Products Council：PCPC）が作成する化粧品原料の国際的な命名法INCI（International Nomenclature of Cosmetic Ingredients）に基づく名称表示で、これを採用している国がほとんどである。全成分表示における使用言語はＩＮＣＩを訳した母国語が多いが、台湾は母国語（中国語）以外に英語記載も認めている。

このＩＮＣＩも当初は〈Cosmetic Adopted Name〉と呼ばれていた。ＥＵは言語の異なる連合体のため、当初、植物名については部位や液、固形の種は記載せず名称を付与し、〈EU-Inventory〉と称していた。またＩＮＣＩで言うところの〈Water〉は〈Aqua〉と、〈Wax〉は〈Cera〉と記すのが多かった。現在は基本的にＩＮＣＩに移行したが、今でもこれらの名称はＥＵ化粧品には多く見られる。

日本では、当初日本独自の表示名称を作成しようとしたが、予想以上の申請件数に対し、名称の一貫性を保つためのルールを検討した結果、ＩＮＣＩの音訳、意訳で行くことに落ち着き現在に至っている。

表3　INCI 変更例

	変更前 INCI	変更後 INCI	備考（日本表示名）
1	Salvia officinalis (EU)	Salvia officinalis (sage) Extract, Salvia officinalis (sage) Flower/Leaf/Stem Extract, Salvia officinalis (sage) Flower/Leaf/Stem Juice, Salvia officinalis (sage) Flower/Leaf/Stem Water, Salvia officinalis (sage) Leaf Extract, Salvia officinalis (sage) Leaf, Salvia officinalis (sage) Oil, Salvia officinalis (sage) Root Extract, Salvia officinalis (sage) Water	
2	Acacia Farnesiana Extract	Acacia Farnesiana Flower/Stem Extract	スイートアカシアエキス（INCI 改定後の日本表示名変更なし）
3	Acetyl Glutamyl Hepta-Peptide-1	Acetyl Octapeptide-3	アセチルグルタミンヘプタペプチド-1⇒アセチルオクタペプチド-3
4	Angelica Keiskei Extract	Angelica Keiskei Leaf/Stem Extract	アシタバエキス⇒アシタバ葉／茎エキス
5	Human Oligopeptide-8	Rh-Polypeptide-6	ヒトオリゴペプチド-8⇒ヒト遺伝子組換オリゴペプチド-6

他のルールである「1％以上配合の成分は多い順」、「シリーズ製品の色素類は含まれているかも知れない（May contain）又は＋／－での一括記載」、「製品に影響を与えない不純物及び原料由来成分、いわゆるキャリーオーバー成分は表記しなくてもよい」など、多くの部分で各国共通している。ただ、記載順を明確に規定していない国もある。

ＩＮＣＩを収載している『国際化粧品原料集』（International Cosmetic Ingredient Dictionary and Handbook：ICID）は、原則2年に1回改訂されるが、その際、収載成分は削除と変更が行われるので注意が必要である。変更例を表３に示した。表中１の欄はＥＵにおける〈Inventory〉からＩＮＣＩ移行の例である。２欄はＩＮＣＩでは変更になったが日本表示名が変わってない例で、３欄はＩＮＣＩも日本表示名も著しく変更になった例である。４欄は最も多くみられる例で部位が付与された例である。

4　化粧品成分規制

各国の化粧品規制法において、成分に対してはネガティブ成分（禁止成分・制限成分）・ポジティブ成分（色材、防腐剤、紫外線吸収・散乱剤で使用可能成分）方式を採用している。この方式の成分の相違は、ほとんどの国・地域がＥＵに準じており、アセアンのみならず、中国、韓国もＥＵの成分規制とほぼ同じである。台湾は今でも日本の成分規制に似ているが、ＥＵの新規な通知には敏感に反応し、ＥＵ成分規制に近づいている。

4-1　禁止成分

表４に日本の化粧品基準において禁止成分とされている30成分を示し、その成分の中でＥ

U禁止成分（EU化粧品規則ＡｎｎｅｘⅡ）と、米国禁止成分で21ＣＦＲ（米国連邦規則集21食品・医薬品）に記載されている成分を示した。

日本は表に示したように禁止成分は30であるが、ＥＵでは１３７８成分がリストされている（そのうち約30成分が削除されたり別項目に移動されたりして実質約１３５０成分が登録されている）。米国では制限成分も含めて14成分で、ＥＵに比べると少なく感じる。日本では表中成分以外に医薬品の成分や生物由来原料基準（平成15年厚生労働省告示第２１０号）に適合しないものも禁止成分である。この生物由来原料基準に適合しない成分に相当するのは、ＥＵではＡｎｎｅｘⅡ－４１９、米国では21ＣＦＲ７００・２７の成分である。ＦＤＡではCIR（Cosmetic ingredient review）が安全であると認証した成分で化粧品を作ることを推奨している。

表中ＥＵのＡｎｎｅｘⅡに記載されていない成分もあるが、これらほとんどはＡｎｎｅｘⅢ（制限成分）ないしは韓国あるいは台湾で禁止となっている成分である（表中＊で示す）。

このように、現在、世界の多くの国はＥＵに準じている。表からもわかるように、日本の禁止成分は他国においても、禁止・制限成分となっている。気を付けるべきは、日本で化粧品基準に示されていない成分（現在、日本では配合可能成分）がＥＵ等では禁止成分となっ

表4　日本の配合禁止成分とEU、米国の比較

英名	日本名	EU Annex Ⅱ No.	米国 21CFR No.
6-Acetoxy-2,4-dimethyl-m-dioxane	6-アセトキシ-2,4-ジメチル-m-ジオキサン	368	
Antihistamines except those of amin-oether type (such as diphenylhydramine)	アミノエーテル型の抗ヒスタミン（ジフェンヒドラミン等）以外の抗ヒスタミン剤	339	
Hormones and those derivatives except estradiol,estrone and ethinylestradiol	ホルモン及びその誘導体（ただし、エストラジオール、エストロン及びエチニルエストラジオールは除く）	260（注）	
Vinyl chloride monomer	塩化ビニルモノマー	334	700.14
Methylene chloride	塩化メチレン	＊2	700.19
Bismuth compounds other than bismuth oxychloride	オキシ塩化ビスマス以外のビスマス化合物	＊1	
Hydrogen peroxide	過酸化水素	＊1	
Cadminium compounds	カドニウム化合物	68	
Sodium perborate	過ホウ酸ナトリウム	＊1	
Chloroform	クロロホルム	366	700.18
Progenolone acetate	酢酸プログレノロン	＊2	
Dichlorophene	ジクロロフェン	＊1	
Mercury and its compounds	水銀及びその化合物	221	700.13
Strontium compounds	ストロンチウム化合物	402、403	
Sulfamide and its derivatives	スルファミド及びその誘導体		
Selenium compounds	セレン化合物	297	
Nitrofuran type compounds	ニトロフラン型化合物	251	
Hydroquinone monobenzylether	ハイドロキノンモノベンジルエーテル	＊2	
Halogenated salicylanilide	ハロゲン化サリチルアニリド	348～351、373	700.15
Vitamin L1 and Vitamin L2	ビタミンL1及びL2	＊2	
Bithionol	ビチオノール	352	700.11
Pilocalpine	ピロカルピン	283	
Pylogallol	ピロガロール	409	
Inorganic fluorine compounds	無機フッ素化合物	＊1	
Pregnanediol	プレグナンジオール	＊2	
Local anesthetics such as procaine	プロカイン等の局所麻酔剤	25	
Hexachlorophen	ヘキサクロロフェン	371	
Boric acid	ホウ酸	＊1	
Formalin	ホルマリン	＊1	
Methyl alcohol	メチルアルコール	＊1	

注：EUでは日本で制限成分となっているエストラジオール等も含めエストロゲン（Oestrogen）として配合禁止成分となっている。
＊1：EUのAnnex Ⅲ制限リスト成分
＊2：韓国and/or台湾で禁止成分

ていることである。

表5にEU禁止成分で日本において配合可能となっており、日本表示名称が付与されている成分の一部をICID第14版（Vol. 3 EU Annex Index）を参考に示した。日本からの輸出に際しては十分に注意する必要がある。

また、日本への輸入に際しては、EU等で制限成分となっているホルマリンとメタノールには注意が必要である。メタノールは国によってはエタノールの変性剤として使用されている。ホルマリンは防腐剤の一部にホルマリンドナー型があり、そこからの溶出が懸念されるし、ホルムアルデヒドの水溶液であるホルマリンは、有機化合物の基本骨格のようなものであるので、成分からの分解物として検出される場合もある。

韓国は基本的にEUと同様の規制であるが、EUで禁止成分となっているヒト遺伝子組み換原料（ヒトオリゴペプチド－1等）は、韓国で研究・製造され安全とされているため使用可能となっている。EUでは、同種の原料でもCAS番号が異なるものはすべてリストされている。一例を挙げると、次のとおりである。

No. 493: Gases (petroleum), C3–4, isobutene–rich, if they contain＞0.1%w/w Butadiene CAS No. 68477–33–8

表5　EU で配合禁止成分であるが日本表示名称のある成分例

Annex II No.	英名／INCI	日本表示名称
7	6-Aminocaproic Acid	アミノカプロン酸
46	Barium Chloride	塩化バリウム
54	Beryllium and its compounds	エメラルド
74	Catalase	カタラーゼ
99	Conium Maculatum Root Extract	ドクニンジン根エキス
201	Hydrazine, its derivatives and their salts	炭酸水素アミノグアニジン アミノグアニジン HCl
260	Oestrogens	ジオスメチン エストラジオール　等
335	Ergocalciferol and cholecalciferol	コレカルシフェロール エルゴカルシフェロール
358	Furocoumarines except for normal content in natural essences used. In sun protection and in bronzing shall be below 1mg/kg	ライム果実、ライム油 グレープフルーツ果実エキス レモン果汁エキス マンダリンオレンジ果皮　等
375	Retinoic Acid	トレチノイン
411	Secondary alkyl-and alkanolamines and their salts	セチルリン酸 DEA、DEA ラウリル硫酸 DEA、DIPA 水添ヤシ脂肪酸 DEA　等
416	Cells, tissues or products of human origin	ヒト遺伝子組換オリゴペプチド-1 ヒト遺伝子組換ポリペプチド-1　等
419	Cerebrosides	セレブロシド
436	Ficus Carica (Fig) Extract	イチジクエキス
453	Cobalt Chloride	塩化コバルト
1168	Nonylphenol [1]; 4-Nonylphenol, branched [2]	ノノキシノール-1 ノノキシノール-4硫酸 Na　等

No. 509: Gases (petroleum), C6-8, catalytic reformer recycle, if. they contain>0.1% w/w Butadiene CAS No. 68477-80-5
No. 514: Gases (petroleum), C4-rich, if. they contain>0.1%w/w Butadiene CAS No. 68477-85-0
（いずれも、０・１％超のブタジエンを含む揮発（ガス）成分・石油で、同成分であってもＣＡＳ番号の違いでの収載成分がＥＵ禁止成分にはかなりある。）

韓国では、これらをまとめて「ブタジエンを０・１％超含む石油精製物質（ガス、炭化水素、アルカン、蒸留物及び精製油）」と表記している。中国では原則、ＥＵに準じて個々に記載している。

ＥＵは化粧品の安全性、特にCMR（Carcinogenic 発がん性、Mutagenic 変異原性、Reproductive toxicity 生殖毒性）に対しての新知見・情報等が入手されると必ずＡｎｎｅｘⅡないしはⅢに追加される。ＥＵに準じているアセアン、中国等も同様な成分規制になるが、どうしてもタイムラグがあるため、ＥＵの通知から遅れるのが通例である。

４−２　制限成分

制限成分は、本来化粧品に配合するのは好ましくないがある種の製品に限定し、使用部位及び配合最高濃度を限定した上で使用可能としたもので、各国とも歴史的背景もあり、かなり異なっている。ＥＵではＡｎｎｅｘⅢに３０７成分がリストされ、韓国では66成分、中国では47成分、米国は禁止成分も含め14成分、日本は21成分である。台湾には、他国のような禁止的意味合いを有する制限リストは存在せず、禁止成分にリストされ、その中で使用条件を限定している。アセアンは通知公表の次期のずれはあるが、基本的にＥＵと同じと考えてよい。

中国や韓国は禁止成分やポジティブ成分は、ほぼＥＵに準じているのに制限成分リスト数がこれほど異なる大きな理由は、中国には特殊用途化粧品、韓国には機能性化粧品及び医薬部外品という中間カテゴリーが存在するため、染毛剤等は化粧品成分規制でなく、その方面のカテゴリーで規制しているためである。一方、ＥＵ、アセアンは中間カテゴリーが存在せず、すべて化粧品のため、染毛剤のみにしか配合しないような原料は制限成分として配合基準を定めているのである。

表6にEU制限成分（AnnexⅢ）の一例を示す。ここに示された成分を日本と比較してみると、〈8a〉パラフェニレンジアミンは、日本では医薬部外品・染毛剤の有効成分であり、化粧品に用いられることはない。またこれは韓国においても医薬部外品、中国においては特殊用途化粧品、台湾においては含薬化粧品としていずれも承認を得なければならないもので、化粧品の制限成分とはならない。

〈13〉ホルムアルデヒドは、日本においては使用禁止成分であるが、ネイル固化目的で5%まで配合が認められている。それ以外に防腐剤としてアセアン、中国も含め一般化粧品に0・2%まで配合が認められている。このため、日本で販売する輸入化粧品には注意が必要である。

〈14〉ハイドロキノンは、EUにおいては専門家の取扱いに限り、人口爪に0・02%まで認められているが、現在日本では美白化粧品として販売されており、化粧品基準においては制限されておらず、企業責任の名のもとに自由に配合可能となっている。

〈15a〉水酸化ナトリウム／カリウムは、多くの国で制限成分となっているが、日本では一般化粧品成分で石けん乳化製品製造の必需原料である、ただ最終製品のpHには気をつけたいものである。

〈53〉エチドロン酸は、化学名ヒドロキシエタンジホスホン酸（1-Hydroxyethane-1,1-

表 6　EU 制限成分の一例

Ref	Name of Common Ingredients Glossary	Product Type Body parts	Maximum Concentration in Ready for use preparation	Other
8a	p-Phenylenediamine and its salts	Hair dye Substance in Oxidative hair dye products		After mixing under oxidative conditions the maximum concentration applied to hair must not exceed 2% calculated as free base
13	Formaldehyd	Nail hardening products	5% (as formaldehyde)	
14	Hydroquinone	Artificial nail systems	0.02% (after mixing for use)	Professional use
15a	Potassium hydroxide Sodium hydroxide	(a) Nail cuticle solvent (b) Hair straightener (c) pH adjuster for depilatories (d) other uses as pH adjuster	(a) 5% (b) 2% general 4.5% professional	(c) up to pH12.7 (d) up to pH11
53	Etidronic Acid	(a) hair product (b) Soap	(a) 1.5% (b) 0.2%	
278	Basic Violet 2	(a) Hair dye substance in oxidative hair dye products (b) Hair dye substance in non oxidative hair dye products	0.5%	After mixing under oxidative conditions the maximum concentration applied to hair must not exceed 1.0%

diphosphonic Acid）と称し、主に抗酸化剤として配合され、現在の日本の規制では化粧品すべてに量に関係なく配合可能であるが、以前の化粧品種別許可基準では、洗浄用化粧品2％、一般化粧品0・1％と上限が決められていた成分である。

〈278〉塩基性紫2は、日本でも表示名称を取得しており、一般化粧品にも配合可能となっているが、各企業において安全性が担保できないならば、染毛に限定し、配合量もEUに準じ0・5％を超えないようにすることを勧める。

他にもEU制限成分であるが、日本の化粧品基準からみると配合可能な成分もあるが、十二分に安全性を確保し検討を重ねたうえで配合していただきたい。

4−3　配合できる色素成分、防腐剤成分及び紫外線吸収剤成分

いわゆるポジティブ成分であり、国によりその目的のための成分及び配合量が決められているのみならず、配合化粧品の使用条件、すなわち、洗い流す化粧品か洗い流さない化粧品か（Rinse off or Leave on）、あるいは口唇等の粘膜部位に使用か否かも定められているのが一般的である。

表7　EU で使用不可日本使用可能タール色素 & 日本で使用不可 EU 使用可能タール

EU で使用不可日本使用可能タール色素 Colour Index No.	日本で使用不可 EU 使用可能タール色素 Colour Index No.
11380, 11390, 12073, 12100, 12140, 12315, 13065, 14600, 15585, 15585：1, 16150, 16155, 18950, 20170, 21090, 21110, 26105, 42052, 42085, 42095, 45170, 45425, 45425：1, 45440, 61520	10006, 11710, 11920, 12010, 12370, 12420, 12480, 12490, 12700, 13015, 14270, 14720, 14815, 15525, 15580, 16035, 16230, 16290, 18050, 18130, 18690, 18736, 18965, 20040, 21100, 21108, 21230, 24780, 27755, 28440, 40215, 40800, 40820, 40825, 40850, 42045, 42051, 42100, 42170, 42510, 42520, 42735, 44045, 44090, 45220, 45396, 45405, 50325, 50420, 51319, 58000, 60724, 61585, 62045, 69800, 71105, 73385, 72900, 73915, 74100, 741800, 74260

色素

ポジティブ成分の中で最も各国間で相違のある成分である。しかしアセアン、中国はＥＵと同様と考えてよい。また、日本では無機顔料及び天然系色素は一般化粧品成分であり、タール系色素のみがポジティブ成分にリストされているのに対し他国では、無機顔料及び天然系色素もポジティブ成分の範疇である。

最も使用可能な色素が少ないのは米国である。米国は使用種類が少ないのみならず、タール系色素を配合した製品を製造、販売する前には21ＣＦＲ74の規格に適合しているか否かをロットごとにＦＤＡの検査を受け、認可番号を受けなければ、米国で販売することはできない。一方、ＥＵ、アセアン、中国は日本に比べると使用可能な色素が多い。

表7に日本で使用できずＥＵで使用可能な色素と、日本で使用可能だがＥＵでは使用不可のタール色素を示し

た。表からもわかるように日本で使用できない色素の方が圧倒的に多い。ＥＵ等からの口紅には日本には無い色調の口紅があるのも納得できる話である。日本に輸入されるメークアップ化粧品には、このような日本では認められていない色素が配合されていることも考えられ十分に注意が必要である。

防腐剤

防腐剤も国、地域により種類のみならず基準の異なるポジティブ成分である。例えば、感光素やレゾルシンは日本では防腐剤であるが、韓国では制限リスト成分である。また、ＥＵにおいては、微生物抑制の目的で配合の場合は防腐剤リスト成分（ＡｎｎｅｘⅤ）でそれ以外の目的の場合は制限リスト成分（ＡｎｎｅｘⅢ）に分類されている成分もある。この場合、防腐目的以外に配合する場合には、その使用目的を明確にする必要がある。例えば、Ｃ16－18アルキルトリメチルアンモニウムクロリドが挙げられる。これは防腐剤として配合する場合は配合上限０・１％であるが、制限リスト成分として、洗い流す髪製品で２・５％、洗い流さない髪製品で１・０％、洗い流さない顔用製品で０・５％の配合上限となっている。

日本とＥＵとでは、使用適合種類、配合量の違いもさることながら、適用部位が異なる成分があるので注意を要する。例えば、ＤＭＤＭヒダントインやイミダゾリジニルウレアは日

表8　パラベン類の日本とEU新旧比較表

日本		旧EU		新EU	
Benzylparaben	合計量として1.0%	4-Hydroxybenzoic Acid	一つのエステルで0.4%合計量で0.8%	4-Hydroxybenzoic Acid	一つのエステルで0.4%合計量で0.8%
Isobutylparaben		Calciumparaben		Calciumparaben	
Isopropylparaben		Isobutylparaben		Ethylparaben	
Ethylparaben		Isopropylparaben		Potassium ethylparaben	
Propylparaben		Ethylparaben		Potassium methylparaben	
Methylparaben		Phenylparaben		Potassium paraben	
Sodium methylparaben		Pottasium butylparaben		Methylparaben	
		Potassium ethylparaben		Sodium ethylparaben	
		Potassium methylparaben		Sodium paraben	
		Potassium paraben		Sodium methylparaben	
		Potassium propylparaben		Butylparaben	*
		Propylparaben		Propylparaben	
		Methylparaben		Sodium butylparaben	
		Sodium butylparaben		Sodium propylparaben	
		Sodium ethylparaben		Potassium butylparaben	
		Sodium isobutylparaben		Potassium propylparaben	
		Sodium paraben			
		Sodium propyiparaben			
		Sodium methylparaben			

(注)　日本使用可能パラベンは化粧品基準制定時にリストされていたパラベン類である。
＊：配合量として他のパラベンを併用した場合でも合計量として0.14%及び3歳以下の子供や臀部に用いるリーブオン製品に用いてはならない。

本においては洗い流す製品のみに配合が認められているが、EUではリーブオン製品にも配合が可能であるし、逆にクロロブタノールは日本で配合上限以外の規定はないが、EUではエアゾール製品への配合は禁止しているし、サリチル酸もEUでは、「シャンプーを除き3歳以下の子供に使用してはならない」と使用年齢も制限されている。

EUは2014年9月に世界で最も使用されているパラベン類について改正を行った。表8に日本と新旧EUのパラベンの種類・量の比較を示した。

紫外線吸収剤

日本、EU及びアセアン以外の国で紫外線吸収剤配合化粧品は、通常中間カテゴリーに分類される承認製品である。当然、日やけ防止剤として配合する以外に製品の安定剤として配合される。配合量にも関係してくるが紫外線吸収剤を配合すると、国（審査官）によっては製品の安定化の目的で配合しても一般化粧品として認められない場合もあると聞く。

日本の薬用化粧品には、日やけ防止剤があるがこれら有効成分は、「日やけ・雪やけによる肌あれを防ぐ」目的でグリチルリチン酸ジカリウムを配合したり、「メラニンの生成を抑え、しみ、そばかすを防ぐ」目的でアスコルビン酸誘導体やアルブチン等が有効成分として使用されるのが一般的で、紫外線吸収剤が有効成分とは通常ならない。しかし個別に承認を取らなくても日やけ防止剤に医薬部外品原料規格に収載されている紫外線吸収剤なら配合可能である。ただし、紫外線吸収剤の配合量は合計で10％以下となっている。

紫外線吸収剤以外に日やけ防止の目的では酸化亜鉛や酸化チタンの紫外線散乱剤もよく用いられる。日本では、酸化チタン、酸化亜鉛とも一般化粧品成分であるが、多くの国ではポジティブ成分に指定され、配合上限も決められている。この散乱剤は粒子が細かいほど効果

表9　日本・EU紫外線吸収剤比較（散乱剤含まず）

日本・EU配合可能 UV吸収剤	日本配合可能、EU未承認 UV吸収剤	EU配合可能、日本未承認 UV吸収剤
1. Homosalate 2. Octocrylene 3. Butylmethoxydibenzoylmethane 4. Ethylhexylsalicylate 5. Diethylaminohydroxybenzoyl hexylbenzoate 6. Polysilicone-15 7. Terephthalidenedicamphor sulphonic acid 8. Ethylhexyltriazone 9. Drometrizoletrisiloxane 10. Ethylhexyldimethyl PABA 11. Ethylhexylmethoxycinnamate 12. Bis-Ethylhexyloxyphenolmethoxyphenyl triazine 13. Benzophenone-3 14. Benzophenone-4 15. Benzophenone-5 16. Phenylbenzimidazole sulfonic acid 17. Methylene bis-benzotriazolyl tetramethylbutylphenol	1. Isopentyltrimethoxy cinnamate trisiloxane 2. Pentyldimetyl PABA 3. Isopropylmethoxycinnamate and Diisopropylmethylcinnamate 4. Ferulic acid	1. Benzylidenecamphor sulphonic acid 2. PEC-25 PABA 3. Isoamyl p-methoxy cinnamate 4. Diethylhexylbutamido triazone 5. 4-Methylbenzylidene camphor 6. 3-Benzylidene camphor 7. Camphor benzalkonium methosulphate 8. Disodiumphenyl dibenzimidazole tetrasulfonate 9. Polyacrylamidomethyl benzylidene camphor 10. Potassium or Sodium or TEA-Phenylbenzimidazole sulphonate 11. Tris-biphenyl triazine

あるということでナノ化の技術が進んだが、日本を除く諸外国ではナノマテリアルの安全性が問題となり、EU等ではナノマテリアル成分を配合する場合は、その成分表記の前に〈nano（ナノ）〉を記載することを義務付けている。ちなみに、EUにおいてナノマテリアルとは、水にも油にも溶けず、生物分解性を受けず故意に作られた1～100nmの物質をいう。

表9に日本及びEUでの共通紫外線吸収剤あるいは非共通紫外線吸収剤を示した。色素や防腐剤に比べると非共通成分は少

表10　日本の化粧品基準違反で回収製品の原因成分と回収理由

INCI	日本名	回収理由
Sodium Hydroxymethylglycinate	ヒドロキシメチルグリシンNa	EU承認防腐剤であるが、日本では未承認防腐剤
Phenoxyethanol	フェノキシエタノール	配合上限（1.0%）以上配合
CI 16035	赤色40号	EU承認色素、日本未承認色素
Chlorphenesin	クロルフェネシン	日本では粘膜使用禁止だが、粘膜に使用製品、EUでは可能
Salicylic acid	サリチル酸	配合上限（0.2%）以上配合、EUでは0.5%
CI 14720	食用色素3（CI名）	日本で未承認配合色素
Imidazozolidinylurea	イミダゾリジニウムウレア	日本では洗い流し製品のみ、リーブオン化粧品に使用。EUではリーブオン化粧品配合可能
Ubiquinone	ユビキノン	粘膜に使用禁止だが、粘膜製品に配合
Methanol	メチルアルコール	日本禁止成分、EU制限成分
Formaldehyde	ホルマリン	日本禁止成分、EU防腐剤・制限成分

ないが、輸出入の際には気を付けなくてはならない事項である。

5　おわりに

現在、企業の大小に関係なく世界を相手に商売をしなくては企業の存続は難しい。本章では化粧品規制、特に各国の化粧品成分規制の概略を記載した。日本と米国以外は、EUに準じている国が多いが、この傾向はますます続くものと思われる。

表10に日本の化粧品基準違反でここ数年間で回収された一部製品（おそらく輸入品と思われる）の違反配合成分と理由を記したものである。化粧品を製造販売するためにその届出・承認を得るのは当然のことであるが、製品に配合する成分が各国の化粧品法に適合しているか、よく確認し製造、輸出入しなくてはならない。

参考文献

化粧品法規制研究会　国際化粧品規制2015　薬事日報社
化粧品・医薬部外品製造販売ガイドブック　薬事日報社
化粧品・医薬部外品関係通知集2011　薬事日報社
International Cosmetic Ingredient Dictionary and Handbook 14th PCPC
http://ec.europa.eu/growth/tools-databases/cosing/
http://www.fda.gov.tw/TC/index.aspx
http://www.mhlw.go.jp/file/06-Seisakujouhou-11120000-Iyakushokuhinkyoku/0000032704.pdf
http://www.sda.gov.cn/WS01/CL0001/
http://www.accessdata.fda.gov/scripts/cdrh/cfdocs/cfcfr/CFRSearch.cfm?CFRPart=74

第7章

化粧品の開発と知的財産権

北野　健

はじめに

化粧品の研究開発・製造・販売において、知的財産権は、非常に重要な役割を担う。

例えば、空港の免税店やデパートには名だたる化粧品メーカーが、専用ブースを設置して自社製品を販売している。ここでは各社が、会社名またはブランド名［商標権］を大きく掲げて、顧客に対して自社製品をアピールして販売している。一方、化粧品を購入する顧客の方は、掲げられた会社名、ブランド名を頼りに、それぞれのブースで足を止めることとなる。

これは、化粧品メーカー各社が、長年にわたり有用で、斬新で［特許権、意匠権］、品質の安定した、安全性の高い製品を販売してきたことにより生じた「信頼」に裏打ちされた結果でもある。だから消費者は、安心してそれぞれの化粧品を購入することができる［商標権、不正競争防止法］。

また、化粧品メーカー各社がテレビやファッション雑誌等で自社のブランドイメージを消費者に発信［著作権］することにより、そのブランドイメージが消費者の側に形成され、それがそのブランド品を購入する判断材料の一つとなる。

化粧品を購入し使用することには、そのメーカーのブランドイメージを「身に着けた」という感覚を生じさせる力がある。さらに、人の外見を変えることによって、その内面をも変えるという不思議な力が化粧品にはある。普段化粧品を使わない男性でも、女性にプレゼントする化粧品を購入する場合、その会社名、ブランド名が大いに役に立つ。有名ブランドの化粧品を購入すれば、そのブランドが有する信頼により、購入に「失敗」することが少なく、また、これをプレゼントされた女性にも幸福感をもたらすこととなるであろう。

本章では、知的財産権とは何か、そしてそれが化粧品の研究開発・製造・販売にどのように関わり、どのような役割を担うのかについて説明する。

知的財産権の必要性

私たちは、日常生活において、実際に手で触れることができる有体物、および、手で触れることのできない無体物のなかで生活している。ここで、有体物については、誰が所有しているのかは（誰がその財産権を有しているのかは）、比較的容易に判別することができる。そして、他人の財産権を侵害する者は、刑事的（窃盗罪等）及び民事的（損害賠償等）な責任を負うこととなる。

一方、無体物（発明やデザイン、音楽等）については、誰が考えついて、誰がその財産権を所有しているかについては、容易に特定することはできない。しかし、これらの無体物を考えついた人ではなく、他人がこれを真似して利益を得た場合には、考えついた人の努力が著しく減殺されることとなる。したがって、これらの人に対して、何らかの法的保護が必要となる。

知的財産権とは

ここで知的財産権とは、特定の無体物を考えついた人がその無体物を所有する権利であり、おおよそ以下の法律により保護される。

・特許法（発明）
・意匠法（デザイン）
・商標法（メーカー名、ブランドや個々の商品名）
・著作権法（思想や感情の表現）
・不正競争防止法（他人によるただ乗りの抑制）

1　特許法

1－1　特許法により保護される知的財産権

特許法により保護される対象は発明であり、どのような発明が特許法により保護されるかの具体的な定義は国によって異なるが、新規性があること、進歩性があることならびに産業上利用できることが要件とされている場合がほとんどである。

そして特許法により保護される発明は、化粧品の研究開発、製造、販売のいずれにおいても重要な役割をはたす。発明の種類に基づき、おおよそ、物質、組成物、製造方法、用途といった形式の特許を受けることができる。

(1)　物質特許

化粧料に用いられる新規の物質を得た場合は、その「物質」そのものについて特許を受けることができる。通常、このような物質は物質名または構造式により表される。

そして、その特定の物質を用いた化粧品を、他社が製造、販売することは特許権の侵害と

コラム：01　マーカッシュクレーム

化学物質の特許出願においては、物質名そのものではなく、以下に示すような「マーカッシュタイプのクレーム」を用いる場合が多い。これにより、中心となる物質のほか、その類縁体についても権利が得られることとなる。ただし、先行文献等にそのうちのわずか１つの物質が開示されていた場合でも、この物質は、新規性がないと判断されることとなる。この場合は、適式な補正により、その化合物を削除することにより、対処することとなる。

マーカッシュタイプによる物質の特定例

下記式(1)によりあらわされる物質

$$R^1-CH_2-COOR^2 \qquad (1)$$

ここで、R^1は、炭素原子数が１～12の直鎖または分岐鎖のアルキル基またはアルケニル基であり、R^2は、メチル基、エチル基またはブチル基を表す。

なり、その他社に対し、差止請求および損害賠償請求を行うことができる。

(2)　組成物特許

ある特定の物質Xと他の特定の物質Yとを組合せることにより、顕著な効果または異質な効果が得られることを発見した場合も、その組合せが特許の対象となる。

ここで、物質Xと物質Yがそれぞれ単独で化粧料に用いられることがすでに知られていたとしても、その組合せが知られていなければ、特許となりうる。

この場合には、特許請求の範囲は、「物質Xおよび物質Yを含む化粧料」などとなる。

(3) 製造方法の特許

新規物質はもとより、ある特定の物質を製造する新たな方法を考えついた場合には、その製造方法が特許の対象となりうる。ただし、製造方法を特許出願により開示することとなり、他人がその製造方法を用いた場合でも、他人の製造方法を確認することは非常に難しい。このため、製造方法についてはあえて特許出願せず、ノウハウとして社内で扱うことも１つの特許戦略である。

(4) 用途特許

たとえ、特定の物質または特定の組成物がすでに知られている場合であっても、その物質または組成物につき、未だ知られていない新たな用途を見出した場合には、特許を受けることができる。

例えば、ある物質Xが「プラスチックの表面改質剤」として知られている場合において、物質Xがファウンデーションの滑沢性を向上させることを発見した場合には、「物質Xを含む化粧料」、「物質Xからなる化粧用滑沢剤」、などとして、特許を受けることができる。

1-2　特許を受けるための要件

特許を受けるためには、その発明に「新規性があること」、「進歩性があること」、「先願者であること」、および特許出願の書類が「記載要件」等を満たしていることが必要である。以下に、必要とする要件の中で、特に重要なものを挙げる。

(1)　新規性

当然のことであるが、出願した発明が新しいことが必要となる。すでに公開され誰をもがその発明を実施している状況にあって、特定の出願者のみが特許を受けられるとなると、化粧品産業において多大な混乱を招くためである。

ここで、新規性を有するかどうかの審査は、その特許出願がなされた日前において、①その発明がすでに知られたものでないこと、②その発明がすでに実施されたものでないこと、③その発明がすでに刊行物等に記載されたものでないこと――の観点から行われる。

(2) 進歩性

たとえ出願された発明が「新規性」の要件を満たす場合であっても、すでに知られた発明に基づいて、その発明の属する技術の分野における通常の知識を有する者（当業者）がその発明を容易に想到しえた場合にも、特許を受けることができない。

これは、当業者であれば、だれでも思いつく発明に対して、特許を受けられることとなれば、他の当業者が著しい不利益を被る可能性があるためである。

(3) 先願者

同一発明について、別々の2件以上の特許出願があった場合は、最先の出願人が特許を受けられることとなる。これは、特許権が知的財産権であることによるものである。先に述べたとおり、有体物であろうが無体物であろうが、1つの対象に同時に2以上の者が財産権を有することとなると、その権利に関して紛争が起こることとなる。たとえば、1つの土地に対して、2以上の者にその所有権を認めることは許されないことを考えれば理解しやすい。

(4) 記載要件

特許を受けるためには、特定の様式に従い特許請求の範囲、明細書等を記載し、それを特許庁に提出する必要がある。

a　特許請求の範囲

特に重要となるのが、「特許請求の範囲」（クレーム）と呼ばれる部分であり、ここに記載された発明のみが後の審査官による審査の対象となり、特許を受けた後は、特許権の効力がおよぶ範囲となる。特許を受けた後になって、「この要件が必要である」、「この要件は必要がない」などの主張をすることはできない。

b　明細書等

明細書には、「技術分野」、「背景技術」、「発明を実施するための形態」等について記載し、「特許請求の範囲」で特定された発明について具体的に記載するとともに、当業者が、その発明を実施できる程度に明確かつ十分に記載しなければならない。

ここで、発明の効果を具体的に示すためには、実施例、比較例と呼ばれる実際の実験結果等が必要になる。特定の技術分野においては、実施例を必要としない場合があるが、化粧品の場合には、それを使用した場合の効果を具体的に示す必要があり、ほぼすべての出願において、実施例及び比較例が必要となると考えてよい。

1－3　特許出願から登録までの流れ

(1)　特許出願

特許を出願するにあたっては、「願書」、「特許請求の範囲」、「明細書」、「必要な図面」等を適式に記載して、特許庁に提出する必要がある。

(2)　出願公開

特許出願の後、原則として、出願日から1年6か月後に出願内容が公開され、だれでもその内容を知ることができる。これは、出願された発明につき、同じ内容の研究を行っている他人の無用な研究を避けることができるとともに、公開された発明に基づいてさらに新たな発明を生むことに寄与することができるためである。

(3)　審査

日本、欧州においては、出願日から定められた期間内に出願人が「出願審査の請求」（審査請求）をすることにより、審査官による審査が始まる。これは、出願時には重要な技術であると考えていたものが、審査請求時にはそれほどの価値がなくなったと判断した場合などに、無用な審査が行われることを防ぐための仕組みである。

一方、米国においては、適式な様式の出願書類を特許庁に提出することにより、新規性等の要件（1－2参照）を満たしているか否かについて審査官による審査が開始される。

(4) 拒絶理由通知と通知への対応

審査の結果、新規性、進歩性、その他の要件が満たされていないと判断した場合、審査官はその理由を出願人に通知し、一定期間内に回答することを要求する。ここで、新規性や進歩性がないと判断した場合は、その判断を裏付ける先行技術文献（公開済みの特許明細書、科学文献等）が示される。

出願人は、自分の出願した特許請求の範囲とこの先行技術文献とを分析したうえで、先行技術文献に記載された発明とは異なる（新規性がある）、先行技術文献に基づいて容易に想到し得ない（進歩性がある）等の反論を記載した意見書を特許庁に提出する。

あるいは、特許請求の範囲の一部が先行技術文献に記載された発明と同一の場合は、出願人は特許請求の範囲を減縮する補正書を提出し、先行技術文献に記載された発明ではないと主張することもできる。

こうした対応を行うには、専門的な知識が必要な場合が多く、知的財産権の専門家である弁理士と知的財産部門がある会社はその部門の者、そして発明者が、協力して拒絶理由通知への対応を行うのが一般的である。知的財産部門を持たない会社では、発明者と弁理士が相談しながら、拒絶理由通知への対応を決めることが一般的である。

(5)　特許査定

審査の結果、特許の要件をすべて満たしている、または拒絶理由通知に対する意見書、補正書の内容から特許の要件をすべて満たしていると判断した場合には、審査官は特許査定（特許を認める）を出願人に通知する。そして出願人が登録料を特許庁に納めることにより、特許が登録され、特許権となる。

(6)　審判請求

審査により、特許の要件を満たしていないと審査官が最終的に判断した場合は、審査官は拒絶査定を行い、出願人にその理由を示す。これに対して不服がある場合は、出願人は特許庁に拒絶査定不服審判を請求することができ、上級審である審判官の合議体により、特許を受けられる発明であるかどうかが判断されることとなる。

(7) 特許公報

最終的に特許となった発明は特許公報に記載され、誰がその発明をし、誰が知的財産権（特許権）を有しているのかを知ることができるようになる。

1－4 特許権の効力

特許権者は、「特許請求の範囲」に記載された特許発明を他人が侵害した場合、その他人に対して、製品の製造、販売等の差止を請求することができる。

また、その侵害により、特許権者が失った利益、あるいは他人がその発明を侵害したことにより得られた利益を損害賠償金として、他人に対して請求することができる。

ここで差止請求は、請求する時点から未来にわたる特許権の侵害を防止するものとなる。具体的には、特許の対象となる製品の製造、販売を禁止するものとなる。

一方、損害賠償請求は、過去における特許権の侵害に対してその侵害により被った損害賠償を請求するものとなる。

コラム：02　発明をなぜ保護する必要があるのか？

発明をなぜ保護する必要があるのかということについては諸説あるが、一説には発明者による積極的な「発明の公開」に対する「代償」として、一定期間特許権（独占権）を与えるとするものである。そして特許権者は特許発明を用いた製品の独占販売により利益を得ることができ、その得た利益を用いてさらなる研究開発を行い、有用な発明の創作につなげていけるというわけである。また、このようにして新規発明を積極的に公開させることにより、発明の死蔵化を防ぐとともに、公開された発明に基づいて誰でもさらなる新規発明をすることも期待できるというものである。

1－5　特許権の存続期間

特許権の存続期間は、原則として特許出願の日から20年である。そして、20年を経過した後は、その発明については誰でも利用できることとなる。

1－6　先行特許調査の重要性

(1)　研究開発段階（先行技術文献調査）

他人が出願した特許の内容は、特許出願日から1年6か月で公開される。そこで、研究開発を行う研究者は、これから取り組もうとしている研究内容が、すでに他人によって特許出願されていないかを、事前に調査する必要がある（先行技術文献の調査）。これを怠ると、すでに公知となった技術を研究することとなり、何らその企業に貢献することはできないからである。

(2) 製品化段階（先行特許調査）

製品化の初期段階には先行特許調査が必要となる。先行技術文献の調査が、すでに公知の発明（技術）を調べるものであるのに対し、先行特許調査は、自社がこれから発売しようとしている製品が、すでに登録された他人の特許発明の技術的範囲に属していないかどうかを調査するものである。

これを怠ると、その製品を製造し、販売することが、他人の特許権の侵害となり、差止請求によりその製品の製造、販売を取りやめる必要に迫られる。また、実際に販売して得た利益等を損害賠償として特許権者に支払うこととなるおそれもある。

実際に化粧品を販売するまでには、企画、研究開発、製造、ブランド名や製品名の決定、容器デザインの開発、宣伝広告作りとその放送、ポスター撮影とその配布などが必要になり、非常にコストがかかる。いったん発売した製品の製造、販売を差止せざるを得ない事態になった場合は、企業に多大な損害をもたらすこととなる。

(3) 他人の特許権への対応

先行特許調査で、他人の特許権が存在することが判明した場合には、以下に示す対応方法がある。

a　特許権者と譲渡の交渉またはライセンス交渉を行う。

b　その特許権を無効にするのに十分な証拠（審査段階で見落とされた先行技術文献等）を揃えておき、特許権者から侵害訴訟を起こされた場合に、特許権の無効を主張する。

c　その特許権を無効にするのに十分な証拠（審査段階で見落とされた先行技術文献等）を揃えて、特許の無効審判や異議申立を特許庁に提起し、その特許権を無効とする。

d　特許発明の範囲に属さない製品に置き換える。

1－7　外国における特許権

特許権は、各国が定めた特許法に基づき、各国ごとに審査をし、登録を行う。すなわち、特許出願が国際的な機関によって審査され、全世界に効力が及ぶ「世界特許権」なるものは今のところ存在しない。

このため、例えば、A国では特許されたにもかかわらず、B国では特許として認めてもらえないというケースもよくある。また、C国とD国で同一内容の特許出願を行っても、各国での審査の結果、特許請求の範囲の一部を狭められることもあり、「特許請求の範囲」が一致しない場合も多い。

これは、特許出願が各国で独自に審査されることによる。近年は、各国の特許庁で行った審査情報を複数の国で共有し、審査の効率化を図る運用も開始されている。

1―8　外国における特許出願と権利化の流れ

では、外国においては、どのように特許権を取得するのかその一般的な流れを以下で説明する。

(1)　パリ条約に基づく各国への特許出願

まず、発明をした研究者が在籍する国（第1国）において、特許出願を行うことが一般的である。

そして、この第1国における特許出願の日（優先日）を起点として、1年以内に第2国で

コラム：03　パリ条約第4条B

工業所有権の保護に関するパリ条約は、1883年に締結された条約であり、その後数回の改正を経て、知的財産権の国際的な保護に関する基本的な考え方を示すものとなった。

この中で、特筆すべき規定として、「優先権」という考え方が示されている。本文に記載した「第2国における、新規性、進歩性などの要件については、『優先日』に特許出願されたものと同様に扱われることとなる」というのは、より正確には、「優先日より1年以内に他の同盟国においてされた後の出願は、その間に行われた行為、例えば、他の出願、当該発明の公表または実施……によって不利な取扱いを受けない」ということである（パリ条約第4条B）。

このパリ条約の基本的な制度を取り込み、1995年に発効した「世界貿易機関を設立するマラケシュ協定附属書1C　知的財産権の貿易関連の側面に関する協定」（通称 Trips 協定）においても、WTO 加盟国においてこの優先権を認めることが定められている。

特許を出願した場合は、新規性や進歩性などは「優先日」を起点として判断される。すなわち、第2国における、新規性、進歩性などの要件については、「優先日」に特許出願されたものと同様に扱われることとなる（パリ条約による優先権。コラム03参照）。

第1国の特許出願を行ったのち、約1年の間は、その発明が有用なものであり、他国にも出願すべきか否かを判断する猶予期間があると考えてもよい。なお、他国に出願する際には、原則としてその国の言語に翻訳する必要がある点、注意を要する。

(2) PCTを利用した他国への出願

a PCT出願

特許協力条約（Patent Cooperation Treaty：PCT）に基づく国際出願をPCT出願という。PCT出願では、日本語、英語、ドイツ語、フランス語等、各国の受理官庁（日本の特許庁、米国のUSPTO、欧州のEPO等）が定めた言語で作成した特許明細書を出願するだけで、すべてのPCT加盟国（2016年2月15日現在で148か国）に出願を行ったのと同等な効果が得られることとなる。ただし、特許として認められるかどうかは、最終的には各国特許庁の審査に委ねられている（図1）。

b 国際調査報告、国際予備審査報告

PCT国際出願を行うと、国際調査機関が新規性、進歩性等の要件を満たしているかどうかについて自動的に調査が行われ、その見解書が示される（国際調査報告）。また、出願人が希望すれば、国際出願した発明が特許されるかどうかにつき、国際予備審査機関による予備審査を受けることができる（国際予備審査報告）。これにより、国際出願した発明が、新規性、進歩性等の要件を満たしているか否かにつき、出願人はある程度の判断ができ、この先にさらに各国への手続を進めるか否かを決定することも

できる。

c　国際段階での補正

国際調査報告があった後の一定期間、または国際予備審査を請求した後の一定期間に、特許請求の範囲等を補正することができる。補正は、国際調査報告を見て、特許請求の範囲を減縮することにより特許となる（PCT19条）と判断した場合や、補正することにより特許となる（PCT34条）ことに肯定的な予備審査の見解書が示されると判断した場合には、有用な措置といえる。

すなわち、この国際段階で補正することにより、出願人が各国において補正の手続きをする必要がなく、一つの手続きで各国の補正を行ったのと同等の利益が得られることとなる。

d　国内段階への移行

PCT国際出願の最後の手続は、国際出願を各国の国内手続に継続させる手続である。当該発明が有用であり、他国においても特許を受ける必要があると出願人が判断した国際出願は、出願人が希望する各国（指定国）に移行（国内移行）され、その後は指定国ごとに、新規性や進歩性等の審査を受けることとなる。

この国内移行の期限は、パリ条約の「優先日」から30か月（2年6か月）である（各国の国内法で30か月以上の猶予を認める国もある）。

なお、国内移行に際して、各国が母国語に翻訳した明細書を求める場合がある。

e　PCT出願の特徴

上述のように、PCT出願は1つの手続きを取るだけで、すべてのPCT加盟国に出願を行ったのと同等な効果が得られることとなる。

また、日本語で日本の特許庁に国際出願するだけで、自動的に予備的な特許性の調査が得られ、その後の国内移行の要否の判断材料とすることができる。

さらに、国内移行するまで優先日から30か月の猶予があり、パリ条約に基づく各国への特許出願の期限が優先日から1年以内であることと比較して、長期にわたり各国に移行すべきかどうかを判断できることとなる。

しかし、最終的には特許を得ようとする各指定国で特許要件を判断するものであり、PCTに基づく特許出願は、各指定国に対する「特許出願の束」であると表現されることがある。

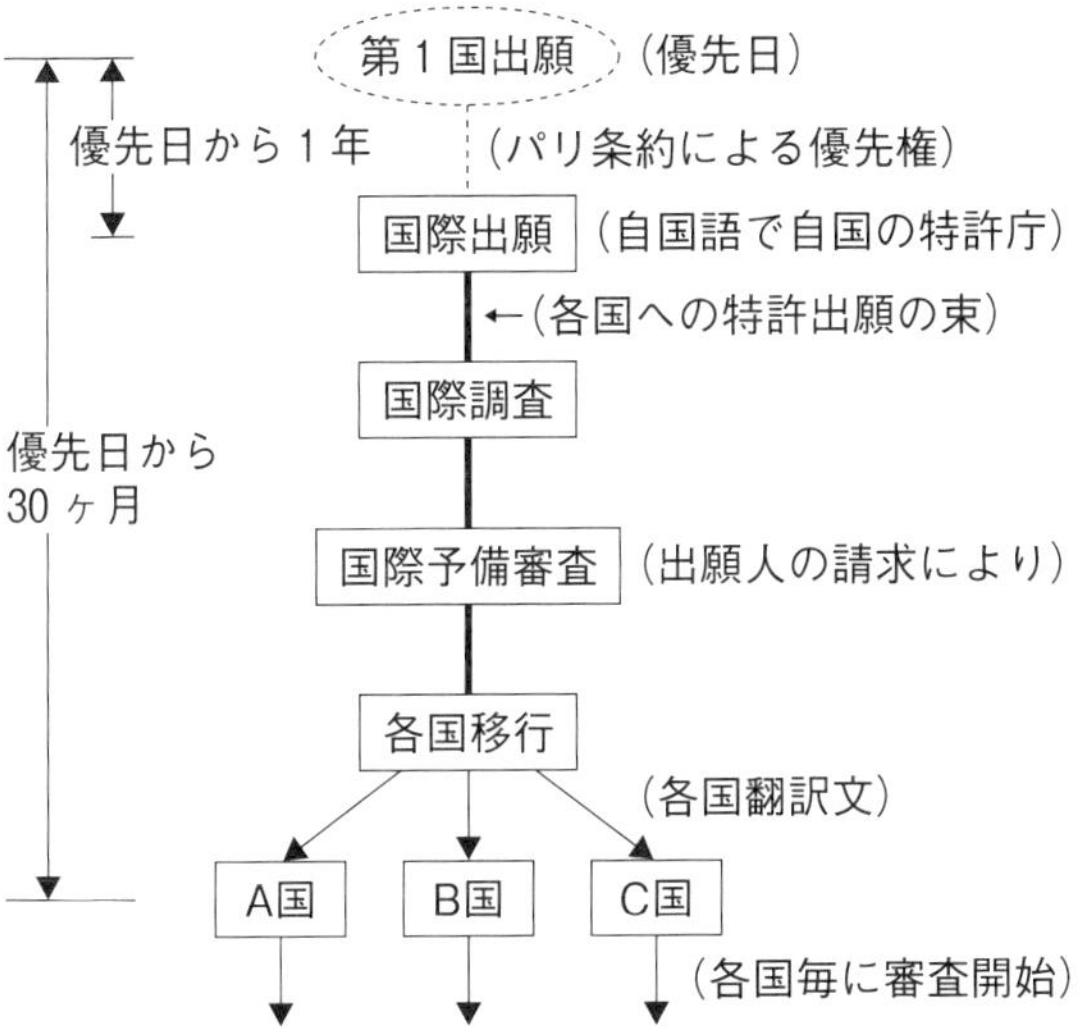

図 1　PCT 出願の流れ

コラム：04　欧州の事情

欧州では欧州特許条約（EPC）に加盟している国で特許を受ける場合は、各国に出願することなく欧州特許庁（EPO）に出願するのが一般的である。EPO に出願された後、EPO で新規性、進歩性等の特許要件が審査され、拒絶理由がない場合には特許が登録され、各国で特許権としての効力を発揮する。

PCT 出願との違いは、実体的な審査を行うのは EPO であり、そこで特許と認められた場合は、各国がこれをさらに審査することなくそのまま特許となる点にある。

2　意匠法

2－1　意匠法により保護される知的財産権

化粧品業界において、意匠法により保護される対象は、主に容器のデザインである。これまでにない独特の形状、模様、色彩などを備えた容器は、消費者の目にとまり、その化粧品を購入するきっかけとなる。

特許と同様に特許庁に出願して、登録されることにより意匠権が発生する。登録の要件としては、日本および米国では、特許権と同様に新規性、進歩性があることを必要とする。

欧州では、保護対象に該当するか、公序良俗違反でないかといったことのみを審査し、実体的要件については審査がなされずに登録される（無審査登録主義）。ただし、登録された後、他者による意匠権の無効請求が合った場合には、新規性、進歩性などについて実体審査されることとなる。

2－2　登録意匠の権利範囲

先に述べたとおり、特許権の効力は、「特許請求の範囲」に記載された発明のみに及び、特許権者は特許を受けた後になって「この要件が必要である」、「この要件は必要がない」などの主張はできない。

一方、登録意匠については、若干条文の規定ぶりは異なるが、日本、米国ともに登録された意匠だけでなくそれに類似する意匠にまで意匠権の効力が及ぶ。

これは、登録された意匠をわずかに変更しただけの類似物の使用を他人に認めると、消費者を誤認させるなどで適切でないからである。また、意匠は、一定の幅を持った概念によって創作される抽象的なアイデアであるため、類似する意匠にまで権利を広げて保護の適正化を図る必要があるためである。

2－3　意匠権の存続期間

意匠権の存続期間は国によって異なり、日本は、登録から20年であり、米国は登録から14

年である。欧州の主要国は出願から5年であるが、更新することにより最長25年となる。原則として、意匠権の存続期間満了後は、誰でもその意匠を使えることとなる。ただし、その意匠を使用し続けた結果、それが特定の化粧品メーカーの容器であると認識されるようになった場合には、その容器の立体的形状について商標登録することができることとなり、永続的にその容器を独占的に使用できるようになる。

2－4　製品化段階での登録意匠調査

化粧品の開発において、例えば新たなデザインの容器を創作して、これを用いる場合には、特許権と同様に先行登録意匠調査を行うことが望ましい。これは、既に存在する登録意匠と同一あるいは類似する容器を用いた化粧品を製造、販売することは、他社の意匠権を侵害することになるからである。

3　商標法

3−1　商標法により保護される知的財産権

商標法により保護される対象は、商標に化体した業務上の信用であり、商品またはサービスを他のものと区別するために使用する特定の文字、図形、記号、立体的形状、色彩、音などである。

具体的には、商標権は、化粧品のメーカー名、ブランド名、商品名などを各商品に記して独占的に販売することができる権利である。また、サービスにおいては、たとえば、百貨店の化粧品の販売カウンターにおいて、メーカー名、ブランド名などを看板として掲げて、美容部員が商品説明を行うことなどが該当する。

ここで、商標登録を受けるためには、特許や意匠などのように、新規性、進歩性の要件は問われない。これは、発明や意匠が、人が生み出した「創作物」であると考えられているのに対し、商標は、すでに存在する名称を単に選んだだけという「選択物」と考えられているからである。（もちろん、新たに考えついた名称もあるだろうが、商標法は、それらの名前を「創作物」ではなく、あくまで「選択物」として保護している。）

また、商標登録出願を行う場合、用いる「商標」そのものだけではなく、使用する予定の「商品、サービス」を指定して特許庁に提出する必要がある。たとえば、商標の指定商品を「化粧品」などとすることとなる。そして、この指定商品と類似しない商品（例えば、電動工具）については需要者が混同を起こすことはないので、他社が同一の「商標」を電動工具に用いても原則として商標権の侵害とならないことはもとより、同一の「商標」を電動工具について登録を受けることもできる。

3−2 商標権の発生要件

商標権の発生要件は、国ごとにより異なり、日本においては、商標登録出願を特許庁に行い、特許庁における審査を経て登録されることとなる。

一方、米国では、「使用主義」を採用している。すなわち、自社が先に使用していたことを立証できれば、同一または類似の商標を使用する他社を、商標権侵害として提訴することができる。しかし、自社の商標をいつから使用しているかを立証するのは、時として容易ではないため、商標を「連邦登録」することにより、独占的権利であることの推定、全米における使用の擬制、権利者であることの告知の擬制等の利益を得ることとなる。

また、欧州において商標登録を受ける場合には、欧州各国別に商標登録出願をする方法と、欧州共同体商標（ＣＴＭ）を欧州共同体商標意匠庁（ＯＨＩＭ）に出願する方法がある。ＣＴＭを利用した場合は、１つの手続でＥＵ加盟国すべてに出願したのと同等の利益を有し、審査を経て登録されることにより、ＥＵ加盟国すべてにおいて、商標登録を受けることができる。

3－3　登録商標の権利範囲

商標権は、登録された商標そのもののほか、その商標に類似する商標にまで効力が及ぶ。これは、類似した商標の使用を他人に認めると、製品がどのメーカーのものなのか消費者が混同してしまうおそれがあるからである。これを防止するために「類似範囲」まで、商標権の効力を認めたものである。

3－4　商標の機能

商標には、登録された商標であるか否かにかかわず、以下の機能を有する。

ａ　自他商品識別機能

これは、自社の商品であるか、他社の商品であるかを識別する機能であり、持続的にその商標を使用することにより、各化粧品メーカーに業務上の信頼が構築されることとなる。

ｂ　出所表示機能

その商標を記した商品が、どの化粧品メーカーから販売されているのかを表示する機能である。

ｃ　品質等保証機能

その商標を記した商品が、同一の品質を有することを保証する機能である。

ｄ　広告宣伝機能

その商標を記した商品を販売する中で、その商標について顧客からの信用を得て、またそれが広がることにより、広告宣伝となることである。

3－5　商標権の存続期間

商標権の存続期間は国によって異なり、日本では登録から10年、米国および欧州では出願から10年である。そして、いずれの国でも存続期間の更新をすることにより、永続的にその商標を独占的に使用することができる。これは、長年の使用により、その商標が顧客から業務上の信頼を得ている場合には、これを存続させることが適切と考えられるからである。

3－6　商標の選定

化粧品を開発、販売する場合、ブランドや個々の商品の名前＝商標が、重要な役割を果たすことは、周知の事実である。そして新たな製品については、企画段階、開発段階、商品化段階のいずれかの時期にその商標を選定する必要がある。

例えば企画段階で、商標の案を企画チームあるいは社内全般にわたって募集し、その中から商品コンセプトに合った商標を選定する。次に、その選定した商標が、他社の登録商標と同一あるいは類似するか否かを調査する。しかし、この調査により、他社の商標と同一または類似していると判断した場合は、商標の選定が振り出しに戻ることとなる。特に、自国内のみならず、海外での販売を予定した商品の場合は、それぞれの国において、同一または類似の商標がないことを確認する必要がある。

したがって、このような、商標の募集→商標の選定→同一・類似商標の調査、という流れでは、いつまでたっても商標が定まらないという危険がある。

そこで、化粧品に用いられると思われる多数の商標についてあらかじめ国内外で登録を受けておき、その所有する登録商標の中から、コンセプトに合った商標を選定するというやり方が最も現実的である。

募集した商標案で化粧品の商標としてよいと思われるものについては各国に商標登録出願をしておき、後の化粧品の商標としてプールしておくのも、一つの戦略である。ただし、登録を受けてプールしてある登録商標であっても、現実に使用していなければ登録が取り消されるおそれがあるので、この点は留意する必要がある。

4　著作権法

4−1　著作権と化粧品の開発

著作権が、化粧品の開発、販売にどのように関わっているのかについては、一見するとよくわからないかもしれない。しかし、著作権は、化粧品の製造、販売段階で関わることが多い。

4−2　著作権とは

著作物とは、思想や感情を創作的に表現したものであるとされている。そして、著作権は、その著作物の複製などを独占的に行える権利であると位置づけられる。例えば、商品を宣伝するために化粧品売り場などに掲示された化粧品のポスターやカタログ、テレビやラジオで放送するコマーシャルも著作物であり、著作権法の保護対象である。

4－3　著作権の発生時期と存続期間

著作権は、著作物を創作した時点から権利が発生し、作者の死後50年を経過することにより満了する。「著作権」を取得するために、創作した著作物を公的機関（日本の文化庁や米国著作権庁（US Copyright Office）等）に登録する必要はない。ただし、登録制度というものがあり、登録をすることによって創作時期を立証できるなど盗用を抑止する効果が期待できる。

上記の通り、特許権は特許庁における設定の登録により権利が発生するのに対し、著作権はかかる登録は必要なく、著作物を創作した時点から権利が発生する。特許権の場合は、同一の発明について2人以上の権利者は共同出願でない限り存在しないが（絶対的独占権）、著作権の場合は、それぞれが独自に（相手の創作に依拠せずに）創作した場合は、それぞれに著作権が認められる（相対的独占権）。

これは、著作権法が、文化の発展に寄与することを目的としており、各々の独自の創作についても、保護することが妥当であると考えることによる。

5　不正競争防止法

不正競争防止法は、事業者間の公正な競争等を確保するため、不正競争の防止等を目的とする法律である。ただし、各国において、不正競争防止法により保護される対象は異なる。そこで、「不正競争」の態様として、化粧品の販売において注意すべきものについて以下に示す。

(1)　周知な商品等表示主体の混同行為

これは、他人の商品等表示（人の業務に係る氏名、商号、商標、標章、商品の容器、包装その他の商品又は営業を表示するもの）として広く認識されているものと同一か類似の商品等表示を使用して販売等し、他人の商品等と混同を生じさせる行為を禁止するものである。

このような禁止行為は、当然商標を登録してあれば、商標法違反として相手方を提訴できる事案である。しかし、たとえ商標登録がされていなくとも、テレビや店頭等において商品形態が需要者の間に広く認識されている（周知）商品等表示については、この法律により保護の対象となる。

逆に言えば、他人が自社の周知の商品等表示を用いて商品を販売する行為は、不正競争に該当し、差止請求、損害賠償請求の対象となりうる。これは、これまでの営業努力によって獲得して、築き上げてきた信用にただ乗りするのを禁止するものである。

(2) 著名な商品等表示の冒用行為

これは、他人の著名な商品等表示と同一または類似のものを権利者の同意を得ないで使用等する行為（冒用行為）を禁止するものである。

(1)は、商品等表示が「周知」であり、かつ、それと同一か類似のものを使って「混同」させる行為を禁止するものであるのに対して、冒用行為の禁止は、その商品等表示が「著名」であれば適用されるのであり、「混同」が生じているかどうかは問われない。

例えば、化粧品として著名なブランドであれば、そのブランドの持つ顧客の吸引力はすでに生じているのであるから、これに便乗（ただ乗り）して他人が商品等を販売することは禁止される。さらに、この規定はこれまで築き上げてきた著名なブランドと顧客との信頼関係が弱められること（希釈化、ダイリューション）を防止するものでもある。

(3) 商品形態の模倣行為

これは、他人の商品の形態を模倣した商品を販売することを禁止するものである。

ここで、「商品の形態」とは、需要者が知覚によって認識できる商品の形状、模様、色彩、光沢、質感を意味し、意匠と似た性格を有している。

この規定により保護される商品形態の幅は、意匠権で認められる「類似範囲」ほど広くはないが、意匠権は、意匠登録出願をし、審査を受けてから登録されるために、新商品の発売などに間に合わない場合も多くある。

そこで、新たな形態を用いて新商品を販売する場合は、不正競争防止法のこの規定により、ただ乗りを防止することができることとなる。

6 共同研究開発契約

化粧品の開発において、自社企業と他社企業との共同研究開発を行うことがある。例えば、化粧品の原料を供給する会社と、その原料を用いた化粧品を開発する化粧品メーカーとの間で行う共同研究である。この場合、以下に示す契約をお互いに段階的に締約することが一般的である。

(1) 秘密保持契約

秘密保持契約は、自社のもつ秘密技術を相手側企業に開示する際に、相手側企業との間で交わされる契約である。

この契約では、秘密保持契約の目的、開示する秘密情報の特定、秘密保持期間等が規定される。

なお、2社のうち、1社のみが相手側企業に技術内容を開示する片務的な契約もありうる。

ここで注意したいことは、お互いの技術を開示して会議を行う場合に、「この技術を、このように改良するとさらによい技術になるのではないか」等と、お互いの研究者間において提案することは、秘密保持契約で規定される範囲を逸脱するものであるということである。これは、秘密を開示するのみならず、「今後の研究開発内容についてお互いが意見を交換する行為」であり、すでに「共同研究開発」を開始していることになるからである。

このため、共同研究開発の方向性がある程度共有できている場合には、秘密保持契約でなく、次に示す共同研究開発契約を最初に締結する場合もある。

(2) 共同研究開発契約

共同研究開発契約は、秘密保持契約に基づいて開示された相手方の技術と自社技術を勘案して、共同研究開発をすると両社で決定した時点で、締結するものである。

ここでは、共同研究開発の目的、共同研究開発の対象、共同研究開発の期間、秘密保持などについて規定するが、最も重要な項目は、共同研究開発による「成果の帰属」である。

すなわち、共同研究開発で得られた成果＝知的財産権につき、当事者がどのような権利を有することとなるのかを規定するものである。

例えば、化粧品原料メーカーと化粧品メーカーとの共同研究開発にあっては、化粧品メーカーとしては、競合する他の化粧品メーカーにはこの技術を使わせたくないと考えるのが当然である一方、化粧品原料メーカーとしては、１社だけでなく他社にもその原料を供給したいと考えることは当然である。このため、共同研究開発により有用な技術が開発された後では、成果の帰属について両社で交渉を開始しても、合意に至らない場合が多い。

したがって、共同研究開発で得られた知的財産権の取り扱いについては、共同研究開発を始める前に、共同研究開発契約において明確に定める必要がある。

また、共同研究開発の対象を特定することも重要となる。これは、自社のみの研究開発により得られた成果と、共同研究開発によって得られた成果を峻別するためである。かかる規定が明確でない場合には、当事者間で争いが生じることとなりうる。

おわりに

以上述べてきたとおり、化粧品の研究開発、製造、販売のいずれにおいても、知的財産権は重要な役割を担っており、各研究者においても、これらの基本的な知識を有することが大切である。

そして、研究を開始する前には、研究者は必ず先行技術調査を行い、他社によりすでに開発されている技術ではないことを確認する必要がある。

また、各研究者が一つの発明を完成するためには、少なからぬ時間と費用（人件費と試料や装置の費用）を要するものである。そして、その費用を回収するための唯一の手段が（ノウハウとして秘匿する場合を除き）、特許出願をして特許権を得て、この特許権を用いた製品を独占的に販売すること、または、他社にライセンスすることである。

各研究者が完成させた発明は、製品化されることなくそのまま顧みられない場合も多い。しかし、他人が完成させた技術をまねるのではなく、まさに、「新規性」、「進歩性」のある個性豊かな研究テーマに各研究者が挑戦することにより、化粧品産業がさらに発展するものと信じる。

参考文献

1．パリ条約第４条B
2．PCT19条
3．PCT34条
4．垣木晴彦ら，パテント，Vol. 68，No. 9，31-56
5．青木博通，tokugikon，2004.3.30. no. 232
6．綾郁奈子，特許研究，No. 49，2010/3，55-63
7．茶園成樹，「不正競争防止法」，有斐閣，2015

閑話雑想「感性と物性」

坂本一民

化粧品は使って感じるものである以上、どんなにすばらしい技術によって出来上がった商品であっても、使い心地が悪くては消費者が手にしてくれない。いかに科学技術が進歩しても、人の感覚や好みを直接測定することはできないので、人間の感覚（視覚・聴覚・味覚・嗅覚・触覚など）を用いて製品の品質を判定する方法として官能検査が用いられ、製品の客観的評価や品質管理に用いられる。一方、新製品開発の場面では、新しい価値の創造や多様な価値観に対応するヒトによる官能評価が重要な役割を果たしている。さらに、最近では人間の感覚特性を研究する感性工学として、従来の人文科学・社会科学・自然科学といった枠にとらわれることなく、幅広い学問領域を融合し、感性という価値の発見と活用によって、社会に資することを目的とする学問として盛んに研究されている。〔参考：日本感性工学会HP学会案内〕

２０１６年11月にオーランドで開催されたＩＦＳＣＣ（国際化粧品技術社会連盟）大会の基礎部門優秀論文賞は日本ロレアル社の「肌や髪の測定値の新しい表現方法」に与えられた。

この研究は毛髪表面の摩擦係数による物理的解析を感性で認識・判別できる楽音と雑音の違いに繋げたもので、損傷の無い毛髪表面は人を心地よい音楽の世界に誘い、荒れた毛髪は心を乱す音楽になるという。音の協和音と不協和音の関係に似て、感性で受けとめる音楽の世界が、物理的に解析可能なデータと同格であることを示した。バッハの音楽は数学であるとの論説や、惑星の周期はハーモニーとして音楽で表現できるとの研究があるように、美しい調和の世界は生命も含めた本質的な原理であり、「感性と物性」も一体のものであることを暗示している。

この「感性と物性の一体化」を体現する別の例として、スロベニアのLjubljana大学生物物理研究室教授のVeronika Kralj-Iglicが絵葉書に使うようにと紙片に描いてくれた水彩画（本扉裏に掲載）を紹介する。2016年8月末のある朝、夫君のAles Iglic教授と共にアドリア海の浜辺を散策した際、朝日にきらめく水底の散乱光と水面の波紋が織りなす見事な模様についてVeronikaが物理的な説明をしてくれた後で、自宅に戻ってその印象を描いたものである。ある感覚を表現し伝える手段として物理もあり描画もある、それをどう感じるかは受け手の感性と知性次第ということであろうか。ちなみに、Veronikaの父君はNiko Krajiといい、成形合板を用いたシンプルで美しく使い心地の良い家具の製作で世界に知られた工業デザイナーであり、その作品はニューヨークの近代美術館にも展示されている。

第1巻のあとがき

山下裕司

高校生や入学したての大学生に、講義の冒頭で「化粧品を使っている人？」としばしば問いかけます。女子高校生は高校の担任の目を見やりながらひっそりと、女子大生であれば堂々と手を挙げ、男子学生にいたってはほとんど反応がありません。悪趣味ですが、毎度このひと時を楽しみにしており、続いて化粧品とは何でしょう？という話に移っていきます。

医薬品医療機器等法（旧薬事法）によれば、「化粧品とは、人の身体を清潔にし、美化し、魅力を増し、容貌を変え、または皮膚もしくは毛髪を健やかに保つために、身体に塗擦、散布、その他これに類似する方法で使用されることが目的とされている物で、人体に対する作用が緩和なものをいう」と定義されており、すなわち、人の身体を清潔にするものも化粧品のカテゴリーですよと説明します。これを聞いて大抵の受講者は思い当たったような顔をし、私も思わず微笑んでしまいます。むろん、もう一度「化粧品を使っている人？」と聞けば全員挙手し、「どんな化粧品を使っていますか？」と聞けば「シャンプー」や「洗顔料」などと応えてくれます。

目からウロコというほどの話ではありませんが、化粧品は身近なものでありながら、正確に認知されていないように思えます。医療の世界では、お医者さんや薬剤師さんなどの専門家がいらっしゃいますが、化粧品になると専門家と言われてもすぐには思いつきません。私も大学で化粧品科学を教えていますが、残念ながら化粧品科学全てを熟知できているわけではなく、化粧品科学のスペシャリストと言われても頭を抱えてしまいます。なぜなら、化粧品科学は様々な学問から成り立っており、私の専門はその内のわずかな領域でしかありません。一方で、一つ一つの学問分野が化粧品という製品を創り上げるための重要な要素となっています。本シリーズは、この複雑な化粧品科学を多くの専門家によって編まれた本であり、化粧品の初学者だけでなく化粧品モノ作りに従事されている方、さらには一般の化粧品消費者へ貴重な情報を提供してくれます。その中でも第1巻は、化粧品を考える上で大切な道標を示しており、本シリーズ「化粧品科学のいざない」の船出に相応しい書籍であります。何度も相槌を打ってしまうほど読み応えがあり、一般的な化粧品の教科書とは異なる趣向となっています。読者の皆様には、ぜひ本シリーズ全5巻を通して化粧品科学のエッセンスを堪能して頂ければ幸いです。

最後に、本シリーズ第1巻の発刊にあたり、お忙しい中ご執筆頂きました著者の先生方、ならびに編集・製作にご尽力頂きました薬事日報社の皆様に心から御礼申し上げます。

〈編者、著者紹介〉

坂本一民（さかもとかずたみ）　1946年生まれ。東北大学大学院工学研究修了。味の素、資生堂、成和化成、千葉科学大学薬学部教授を経て、現在東京理科大学客員教授。理学博士、日本化学会フェロー。

山下裕司（やましたゆうじ）　1977年生まれ。横浜国立大学工学研究科を修了後、バイロイト大学（ドイツ）で理学博士の学位を取得。チッソ石油化学株式会社に4年間勤務後、聖マリアンナ医科大学ポストドクターを経て、現在千葉科学大学薬学部講師。

能﨑章輔（のざきふみすけ）　1936年、東京都生まれ。東京薬科大学卒、株式会社井田ラボラトリーズを経て、現在日本輸入化粧品協会相談役。

阿部恒之（あべつねゆき）　1961年、新潟県生まれ。東北大学大学院文学研究科博士課程後期3年の課程修了、博士（文学）。資生堂ビューティーサイエンス研究所勤務を経て、現在東北大学大学院文学研究科心理学講座教授、資生堂学園理事。

菊地克子（きくちかつこ）　1963年生まれ。東北大学皮膚科講師、日本皮膚科学会認定皮膚科専門医、医学博士。

田上八朗（たがみはちろう）　1939年生まれ、東北大学名誉教授。

細井純一（ほそいじゅんいち）　1958年、東京都生まれ。東京大学大学院博士課程修了。米国ＮＩ

H及びMGH/Harvard皮膚科学総合研究所（ＣＢＲＣ）留学を経て、現在資生堂グローバルイノベーションセンター勤務。

小山純一（こやまじゅんいち）　１９５０年、岡山県生まれ、岡山大学大学院（学術博士）修了、元資生堂リサーチセンター。

尾澤達也（おざわたつや）　１９３３年、奈良県生まれ、東京教育大（現筑波大）卒。資生堂専務、MGH/Harvard皮膚科学総合研究所（ＣＢＲＣ）副所長を経て、現在日本化粧品技術者会名誉会長。薬学博士。

原田房枝（はらだふさえ）　１９６３年、神奈川県生まれ。お茶の水女子大学卒、ライオン株式会社環境・安全性評価センター勤務。

増田光輝（ますだみつてる）　１９４４年、東京都生まれ、東京農工大学卒、博士（農学）。ライオン株式会社を経て現在安全性コンサルタント。

高橋守（たかはしまもる）　１９５０年、東京生まれ。２００６年、株式会社伊勢半（キスミー化粧料本舗・研究所）退社、２００７年高橋化粧品技術相談所設立、現在に至る。

北野健（きたのたけし）　１９６４年、大阪府生まれ。横浜国立大学大学院工学研究科修了。味の素株式会社を経て、現在大野総合法律事務所勤務。弁理士。

『化粧品科学へのいざない』シリーズ第1巻

文化《ぶんか》・社会《しゃかい》と化粧品科学《けしょうひんかがく》

2017年4月1日　第1刷発行

編　者　坂本一民、山下裕司
著　者　能崎章輔、阿部恒之、菊地克子、田上八朗、
細井純一、小山純一、尾澤達也、原田房枝、
増田光輝、高橋守、坂本一民、北野健
発行者　小山紀夫
発　行　株式会社薬事日報社　http://www.yakuji.co.jp/
東京都千代田区神田和泉町1番地　電話03-3862-2141
印　刷　昭和情報プロセス株式会社
カバー　ファントムグラフィックス株式会社

 ISBN978-4-8048-1386-0